全国卫生职业教育实验实训规划教材

（供口腔医学、口腔医学技术、口腔护理等专业使用）

口腔修复学

（第 2 版）

主编 樊 洪

手机扫描注册
观看操作视频
一书一码

北京科学技术出版社

图书在版编目（CIP）数据

口腔修复学／樊洪主编. — 2版. — 北京：北京科学技术
出版社，2020.7（2025.5重印）
全国卫生职业教育实验实训规划教材
ISBN 978 - 7 - 5714 - 0942 - 5

Ⅰ. ①口… Ⅱ. ①樊… Ⅲ. ①口腔科学 – 矫形外科学 –
高等职业教育 – 教材 Ⅳ. ①R783

中国版本图书馆 CIP 数据核字（2020）第 082856 号

口腔修复学 （第 2 版）

主 编：樊 洪
策划编辑：马 驰 曾小珍
责任编辑：刘瑞敏
责任校对：贾 荣
责任印制：李 茗
封面设计：天露霖文化
出 版 人：曾庆宇
出版发行：北京科学技术出版社
社 址：北京西直门南大街 16 号
邮政编码：100035
电话传真：0086 - 10 - 66135495（总编室）
 0086 - 10 - 66113227（发行部） 0086 - 10 - 66161952（发行部传真）
电子信箱：bjkj@ bjkjpress. com
网 址：www. bkydw. cn
经 销：新华书店
印 刷：河北鑫兆源印刷有限公司
开 本：710mm × 1000mm 1/16
字 数：144 千字
印 张：8.75
彩 插：4
版 次：2020 年 7 月第 2 版
印 次：2025 年 5 月第 2 次印刷
ISBN 978 - 7 - 5714 - 0942 - 5

定 价：68.00 元

教材评审委员会

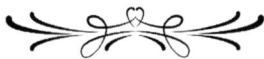

孙小钧（山东力明科技职业学院）

孙华祥（聊城职业技术学院）

李占华（邢台医学高等专科学校）

李相中（安阳职业技术学院）

辛金红（深圳市坪山区康泰健职业培训学校）

张紫阳（新乡医学院三全学院）

郎庆玲（黑龙江省林业卫生学校）

屈玉明（山西卫生健康职业学院）

胡景团（河南护理职业学院）

袁甬萍（宁波卫生职业技术学院）

耿　磊（齐鲁医药学院）

郭兴华（潍坊护理职业学院）

郭积燕（北京卫生职业学院）

戴艳梅（天津市口腔医院）

视频审定专家（以姓氏笔画为序）

王　琳（北京大学口腔医院）

王　霄（北京大学第三医院）

王伟健（北京大学口腔医院）

牛光良（北京中医药大学附属中西医结合医院）

冯小东（首都医科大学附属北京同仁医院）

冯向辉（北京大学口腔医院）

冯培明（北京中医药大学附属中西医结合医院）

成鹏飞（中国中医科学院眼科医院）

刘　刚（北京中医药大学附属中西医结合医院）

刘建彰（北京大学口腔医院）

刘静明（首都医科大学附属北京口腔医院）

李靖桓（首都医科大学附属北京口腔医院）

杨海鸥（首都医科大学附属北京同仁医院）

张　楠（首都医科大学附属北京口腔医院）

陈志远（首都医科大学附属北京同仁医院）

郑树国（北京大学口腔医院）

胡菁颖（北京大学口腔医院）

祝　欣（北京大学口腔医院第二门诊部）

姚　娜（北京大学口腔医院第二门诊部）

熊伯刚（北京中医药大学附属中西医结合医院）

编者名单

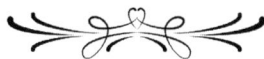

主　编　樊　洪

副主编　王元杰　毛　静　白军令　刘晶莹　常维巍

编　者　（以姓氏笔画为序）

王元杰（唐山职业技术学院）

王永生（天津市口腔医院）

王莉莉（天津市口腔医院）

毛　静（枣庄科技职业学院）

史作慧（天津市口腔医院）

白军令（商丘医学高等专科学校）

朱燕萍（天津市口腔医院）

刘　更（天津市口腔医院）

刘丽娜（天津市口腔医院）

刘晓明（天津市口腔医院）

刘晶莹（天津市口腔医院）

杜　斌（天津市口腔医院）

杨　敏（天津市口腔医院）

邱艳霞（天津市口腔医院）

沈艳玲（安阳职业技术学院）

陈春霞（天津市口腔医院）

常维巍（潍坊护理职业学校）

谢光远（天津市口腔医院）

廖晓玲（天津市口腔医院）

樊　洪（天津市口腔医院）

前言/PREFACE

口腔修复学是一门理论性及实践性均很强的学科，而实训教学是实现理论与实践有机结合的重要环节。本实训教材坚持"贴近学生、贴近社会、贴近岗位"的基本原则，目的是强化实践教学的重要性，突出临床标准化操作，使各项操作的理论与实践相结合，加强学生实践能力的同步培养，达到全面掌握口腔修复学基本操作技术的培养目标。这是进一步强化高等职业教育口腔医学专业学生的职业技能培养，使专业教学更好地适应当前高职教育发展需要的重要途径。

本实训教材为"全国卫生职业教育实验实训规划教材（供口腔医学、口腔医学技术、口腔护理等专业使用）"系列教材之一，根据高等职业教育口腔医学专业培养目标的要求，在深入分析和研究口腔医学技术职业岗位需求和职业资格标准的基础上进行编写。其内容紧扣执业助理医师考试大纲，明确了专业岗位知识、技能和素质目标，同时涵盖了全国卫生职业教育院校口腔技能大赛的相关项目。本实训教材共包括实训项目15项，配套实训教学视频9项，系统介绍了牙体、牙列缺损，以及牙列缺失后常见的修复方法及基本操作。在此基础上，本实训教材还增加了口腔修复专业相关的一些新技术，如全瓷贴面的粘接技术等，目的是使学生在理论学习、实训操作、生产实习和毕业后均能参考使用。

在教材编写过程中，得到了各编写单位的大力支持！同时，向各位编者在书稿撰写和视频拍摄过程中的辛苦付出表示由衷的感谢！

为提高教材质量，恳请各位同行和读者提出批评和指导意见，特此感谢！

樊 洪

2020 年 2 月

目录／CONTENTS

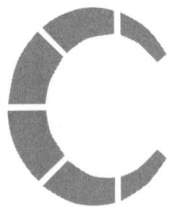

实训一

藻酸盐印模制取技术

◆ **病例导入**

患者，女性，23 岁，拟对上下颌牙列制取研究模型，应如何使用藻酸盐印模材料进行印模制取？

◆ **知识要点**

印模是口腔的阴型记录，由印模翻制出的模型是制作修复体的基础和依据。高质量的印模与模型是制作优良修复体的首要和重要前提。印模技术是用印模材料和托盘制取口腔有关软、硬组织阴模的操作过程。藻酸盐是一种弹性不可逆水胶体印模材料，也是目前临床上最常用的印模材料，有适当的流动性、可塑性和弹性；用其制成的印模较清晰、准确，常用于可摘局部义齿、全口义齿和非工作侧印模的制取。

1. 藻酸盐印模材料的组成 褐藻酸是从褐色海藻中提取的黏胶质，其主要化学成分是 β-D-甘露糖醛酸的线型聚合物，经酸处理后，再分别与氢氧化钠、氢氧化钾、三乙胺中和制得藻酸盐，包括藻酸钠、藻酸钾和藻酸铵等。藻酸盐溶于水后形成浓稠胶体，加入适当充填材料和调节剂成为弹性印模材料。

2. 藻酸盐印模材料的特点 藻酸盐印模材料是一种弹性不可逆的印模材料，其优点是操作简便、富有弹性、从倒凹中取出时不易变形。其缺点是印模形态稳定性较差，只能维持较短时间，如果暴露于空气中时间过长，会快速失去水分而导致收缩；如果浸泡在水中，会过多吸收水分发生膨胀而使印模变形。因此，印模从口中取出后，应及时灌注。

◆ **技术操作**

一、学习要点

（1）掌握藻酸盐印模材料的性能及操作要求。

（2）掌握托盘的选择和运用。

（3）掌握藻酸盐印模制取技术的操作步骤和要求。

二、操作规程

（一）简易流程

准备 ── 物品准备
           操作前医嘱

印模制取 ── 调整体位
           托盘的选择
           印模制取
           取出印模
           检查印模质量

操作后处理

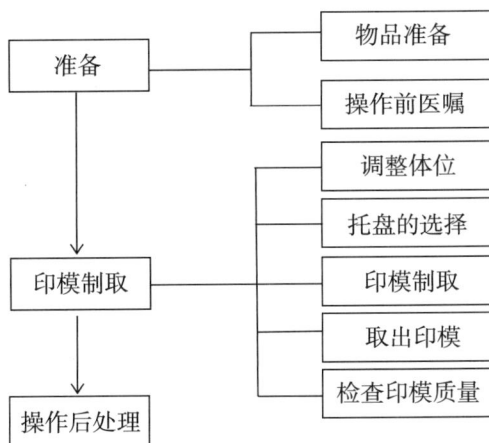

藻酸盐印模制取技术

（二）分步流程

▌准备

▌ 物品准备 ▌

一次性口腔检查器械、一次性手套、上下颌成品钢托盘或铝托盘、藻酸盐印模材料、橡皮碗、调拌刀、清水、量杯。

▌ 操作前医嘱 ▌

制取印模前应与患者进行必要的交流，告知患者制取印模的操作过程及可能出现的不适；指导患者在印模制取过程中放松，保持身体和头部位置稳定；指导患者练习在制取印模时所需做的印模边缘整塑动作。

▌印模制取

▌ 调整体位 ▌

制取印模前调整患者的体位和头位。制取上颌印模时，医师位于患者右后方，患者的上颌与医师的肘部相平或者稍高，张口时上颌牙弓的𬌗平面与地平面平行。制取下颌印模时，医师位于患者右前方，患者的下颌与医师的上臂中份大致相平，张口时下颌牙弓的𬌗平面与地平面平行。

托盘的选择

制取印模前按照患者牙弓的大小、形状，缺牙区牙槽嵴的高度，缺牙的数目和部位，印模材料的不同来选择托盘。托盘与牙弓内外侧应有3～4mm间隙，以容纳印模材料；托盘翼缘应距黏膜皱襞约2mm，不妨碍唇、颊和舌的活动。上颌托盘的远中边缘应盖过上颌结节和颤动线，下颌托盘后缘应盖过磨牙后垫区。

印模制取

◆ 制取上颌印模时，用左手持口镜牵拉患者左侧口角，在倒凹区、较高的颊间隙处、上颌结节区、高穹窿者的硬腭上放适量的印模材料。右手持托盘，以旋转方式从左侧口角斜行旋转放入口内，托盘后部先就位，前部后就位，可使过多的印模材料由前部排出，托盘柄与面部中线对准。印模材料未硬固前，在保持托盘固定不动的条件下牵拉唇颊向前、下内完成肌功能修整，肌功能修整完毕，保持托盘固定不动数分钟。

◆ 制取下颌印模时，用左手持口镜牵拉患者右侧口角，右手持托盘，以旋转方式从右侧口角斜行旋转放入口内，托盘后部先就位，前部后就位，牵拉唇颊向前、上内完成肌功能修整，让患者抬舌和伸舌，完成口底边缘整塑。

取出印模

印模材料凝固后取出托盘：先将印模后部与组织分离，解除负压，再沿牙长轴方向取出印模。如遇托盘吸附紧密，难以取下，可用气枪吹少许空气入托盘边缘，托盘即易取下。印模自患者口腔取出后，立即用冷水冲洗，除去表面的唾液和血液，并用气枪吹干。

检查印模质量

印模取出后应对照口内对印模进行检查：检查印模是否完整、清晰；检查修复覆盖区域是否取全；检查边缘伸展是否适度；检查牙列及周围组织表面形态及边缘是否有气泡、脱模、变形及缺损现象。制取后的印模如图所示（图1-1，1-2）。

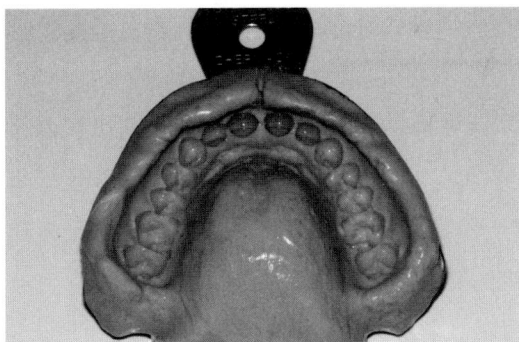

图1-1　上颌印模

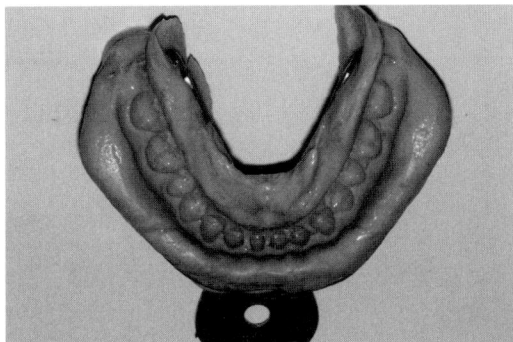

图1-2　下颌印模

▣操作后处理

印模制取完成后清理患者口腔及面部残留印模材料。

三、注意事项

（1）托盘柄对准面部中线，托盘就位后，用手指固定直至印模材料完全凝固。

（2）印模材料放置的多少应适量。印模材料放置过少则印模不完整；印模材料放置过多则会妨碍皱襞区的活动，使软组织变形、移位。

（3）取印模时压力不宜过大，如取出印模后，托盘金属露出印模面，则该处有压迫现象，特别是在游离端更易发生。

（4）某些特殊解剖标志处，如倒凹区、较高的颊间隙处、上颌结节区、高穹隆者的硬腭等处，应先放置少量印模材料。

（5）掌握好取出印模的时间，熟悉印模材料的凝结过程与时间，印模取出时应避免使用暴力，避免托盘磕碰对颌牙或损伤软组织。

（6）印模制取过程中应充分体现爱伤意识，尽量消除患者紧张情绪，动作轻柔，体位正确，避免过多印模材料刺激患者咽部导致患者恶心，避免托盘压迫、损伤口腔组织，保证患者舒适和印模质量。

◆　链　接

1. **合格印模的要求**

（1）印模完整，无缺损、变形，无气泡。

（2）在修复设计范围内组织面印迹清晰、精确，唇、颊、舌系带及边缘应圆滑、完整、清楚。

　　（3）牙列𬌗面及牙冠解剖形态印迹清楚、完整，无缺损、无气泡或无变形拉长。

　　（4）印模与托盘无脱模现象。

　　2. 托盘间隙对藻酸盐印模材料取模精度的影响　　通过比较用不同间隙大小的托盘取模并灌注的石膏模型的三维尺寸变化，证实托盘间隙的大小对藻酸盐印模材料取模精度的影响。结果表明，用间隙为4mm的托盘取模制取的石膏模型，符合临床精度要求，为临床实践提供了实验依据。

◆ **考点提示**

　　印模制取时对托盘的选择有何要求？制取印模前按照患者牙弓的大小、形状，缺牙区牙槽嵴的高度，缺牙的数目和部位，印模材料的不同来选择托盘。托盘与牙弓内外侧应有3～4mm间隙，以容纳印模材料；托盘翼缘应距黏膜皱襞约2mm，不妨碍唇、颊和舌的活动。上颌托盘的远中边缘应盖过上颌结节和颤动线，下颌托盘后缘应盖过磨牙后垫区。

◆ **思 考 题**

1. 制取一次印模常用（　　　　）

　　A. 印模膏　　　　　　　　　　　　B. 熟石膏

　　C. 藻酸盐印模材料　　　　　　　　D. 琼脂印模材料

　　E. 基托蜡

正确答案：C

答案解析：记忆题。

2. 藻酸盐印模材料属于下列哪种类型的印模材料（　　　　）

　　A. 弹性不可逆　　B. 热凝固类　　　C. 弹性可逆　　　　D. 非弹性可逆

　　E. 非弹性不可逆

正确答案：A

答案解析：记忆题。

3. 关于藻酸盐印模材料性能的描述，下列不正确的是（　　　　）

　　A. 良好的生物安全性　　　　　　　B. 适当的流动性

C. 良好的尺寸稳定性　　　　　　D. 凝固时间 5 分钟以上

E. 与模型材料不发生化学反应

正确答案：D

答案解析：藻酸盐印模材料凝固时间不超过 5 分钟。

4. 藻酸盐印模材料中硫酸钙的作用为（　　）

A. 可塑性强　　　B. 流动性大　　　C. 使其弹性好　　　D. 促凝

E. 缓凝

正确答案：D

答案解析：粉剂型藻酸盐印模材料中的硫酸钙主要作用是胶结剂，与藻酸根离子反应形成凝胶。

5. 藻酸盐印模材料的凝固原理是（　　）

A. 置换反应　　　B. 沉淀反应　　　C. 交联反应　　　D. 酸碱反应

E. 置换反应和交联反应

正确答案：C

答案解析：当印模材料调和为均匀的糊状物时，藻酸盐与半水硫酸钙发生化学反应，即交联反应，半水硫酸钙使藻酸盐线型高分子变为网状的交联高分子，印模材料也由糊状物变为有一定强度的藻酸钙弹性体。

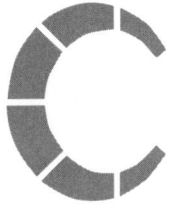

实训二

硅橡胶印模制取技术

◆ 病例导入

患者，女性，22 岁，上前牙外伤折断，牙髓暴露疼痛明显，影响美观，于牙体牙髓科行根管治疗，桩道预备后粘接石英纤维桩，准备制作全瓷冠。如何为患者制作一个高精度的印模呢？

◆ 知识要点

1. 固定修复印模制取技术　印模制取技术的基本要求是把预备牙或基牙的牙体、龈沟以及与修复相关的组织，如龈缘、邻牙、对颌牙、缺牙区牙槽嵴等结构反映清楚。

2. 制取精细准确的印模　是固定修复成功的关键步骤之一。固定修复常见的印模材料有：藻酸盐印模材料、聚硫橡胶印模材料、硅橡胶印模材料和聚醚橡胶印模材料。加成型硅橡胶印模材料和聚醚橡胶印模材料是目前常用的精细印模材料。

3. 加成型硅橡胶印模材料　加成型硅橡胶属于高分子人工合成橡胶，是弹性不可逆印模材料。它具有弹性好、流动性好、精度高、化学稳定性和尺寸稳定性好、变形小等优点。可于取模后 1 周内灌注模型，还可以多次灌注模型，是目前较理想的一类印模材料。临床上常用的硅橡胶印模材料包括：机器混合型和手动混合型。硅橡胶印模材料制取印模的方法有一步法和两步法。

4. 固定修复硅橡胶印模材料制取印模的要求

（1）固定修复硅橡胶印模制取应选取不易变形的钢托盘。

（2）托盘的大小、形态应与牙弓一致，印模中的牙列与托盘应有 3～4mm 的间隙，防止印模材料过少引起变形。

（3）硅橡胶印模要准确地反映口腔组织的精细解剖结构，具有良好的尺寸稳定性和较低的尺寸变形率。

（4）印模和托盘的任何接触区均无脱模现象，特别是托盘中间无脱模。

（5）硅橡胶印模表面清晰，在关键部位无表面缺陷（如小气泡、分层）。

（6）预备了龈下边缘的基牙，基牙龈缘在印模上应具备完整的飞边结构，保证模型上可以复制出完整的软硬组织分离。

（7）牙周炎患者制取印模前要先用小棉球、软蜡填倒凹，避免印模从口内取出困难。

◆ 技术操作

一、学习要点

掌握硅橡胶印模制取的操作要求。

二、操作规程

（一）简易流程

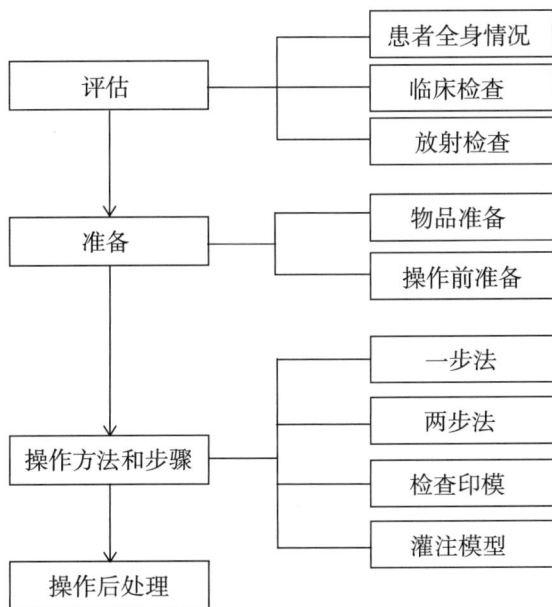

硅橡胶印模制取技术

（二）分步流程

◤评估

| 患者全身情况 |

体健，否认全身系统性疾病，否认药物过敏史。

| 临床检查 |

上颌中切牙纤维桩粘固后，牙体成预备体状。

| 放射检查 |

根尖片示上颌中切牙已行完善根充，根尖周无暗影。

◤准备

| 物品准备 |

一次性口腔检查器械、防护镜、硅橡胶印模材料、不锈钢托盘、硅橡胶修整刀。

◆ 牙位核对。确认治疗牙位。

◆ 选择合适的托盘。托盘边缘距离牙列 3~4mm。

◆ 与患者沟通，告知患者制取印模时要放松，可能会出现恶心等不适。

操作方法和步骤

| 一步法 |

◆ 托盘的选择。托盘的大小、形态应与牙弓一致，覆盖范围应包括与修复有关的所有组织。托盘略大于牙弓，托盘内面与组织间应有 3~4mm 的间隙以容纳印模材料。托盘翼缘应距黏膜皱襞约 2mm，且不妨碍系带、唇、舌及口底软组织的功能活动。

◆ 检查预备体。患牙已完成牙体预备和排龈，检查预备体周围牙龈无红肿出血，预备体肩台边缘清晰可见。检查口内有无过大的组织倒凹，必要时可用小棉球或蜡填邻间隙倒凹。

◆ 医师护士同时操作。

1）护士将混合头、口内注射头安装到自动混合枪上，放于治疗台上备用。

2）护士将托盘置于自动调和机的机混头口，按照先注入非工作侧后注入工作侧的原则，慢慢旋转托盘，均匀注入托盘内，将搅拌头浸没在托盘内的材料中推着前进，不要悬空以防产生气泡。

3）开启定时器。

4）医师取出排龈线，吹干牙齿及周围牙龈、龈沟。医师用自动混合枪将轻体印模材料注射到预备体龈沟、牙体及相邻处。同时在整个牙列殆面打少量轻体。为了避免产生气泡，可将注射头浸没在轻体中。

5）护士把盛有硅橡胶重体的托盘传递给医师，医师用左手持口镜或以手指牵拉患者一侧口角，右手将装有印模材料的托盘轻轻旋转式放入患者口内。托盘柄对准唇系带。将托盘缓慢压入就位，注意一次性就位后保持稳定，不要再移动托盘，等待托盘内硅橡胶完全凝固后，将托盘取出。

6）取印模期间，嘱咐患者放松颊部组织，防止大张口颊部肌肉对托盘产生压力造成托盘移位。口内注射时间应小于90秒。固化时间3分钟。

| 两步法 |

◆ 制取初印模。

1）试托盘、牙体预备、排龈。护士将托盘置于自动调和机的机混头口，按照先注入非工作侧后注入工作侧的原则，慢慢旋转托盘，均匀注入托盘内，将搅拌头浸没在托盘内的材料中推着前进，不要悬空以防产生气泡。开启定时器，计时3分钟。

2）医师用左手持口镜或以手指牵拉患者一侧口角，右手将装有印模材料的托盘轻轻旋转式放入患者口内。托盘柄对准唇系带。将托盘缓慢压入就位，注意一次性就位后保持稳定，不要再移动托盘。嘱患者放松颊部组织，防止大张口颊部肌肉对托盘产生压力造成托盘移位。

3）等待定时器计时结束、硅橡胶完全凝固后，垂直牙列将托盘从患者口内取出，避免过于倾斜脱位导致过大弹性形变。避免托盘脱位时撞击对颌牙齿。冲洗检查初印模是否完整。

◆ 制取终印模。

1）使用硅橡胶印模修整刀进行初印模修整。去除影响托盘二次就位的倒凹，刮出排溢道，去除多余的材料，为轻体预留少量空间。

2）将初印模再次放入患者口内，检查有无明显的倒凹影响就位。

3）护士将硅橡胶轻体用轻体自动混合枪（无口内注射头）注入初印模托盘中，布满全牙列。

4）医师取出排龈线，吹干牙齿及周围牙龈、龈沟。将口内注射头装在混合头前端，将轻体印模材料注射到预备体龈沟、牙体及相邻处。为了避免产生气泡，可将注射头浸没在轻体中。

5）将托盘再次放入口内，以轻微压力使托盘就位，手扶住托盘，此时无须再对托盘施加压力。等待托盘内硅橡胶完全凝固后，将托盘取出。口内注射时间应小于90秒。固化时间3分钟。为确保两种材料的可靠结合，终印模和初印模取得的间隔时间不要超过30分钟。

◆ 取出终印模。待印模材料凝固后取出托盘：先将印模后部与组织分离，解除负压。如遇托盘吸附紧密，难以取下，可用气枪吹少许空气入托盘边缘后再取出。最后冲洗除去印模表面的唾液和血液，并用气枪吹干。

检查印模

对照口内对印模进行检查：修复体边缘制取清晰，形成连续的边缘飞边；修复体以及邻牙的细节得到良好体现；咬合面没有较大气泡；印模无变形、移位、脱模现象。制取的印模如图所示（图2-1）。

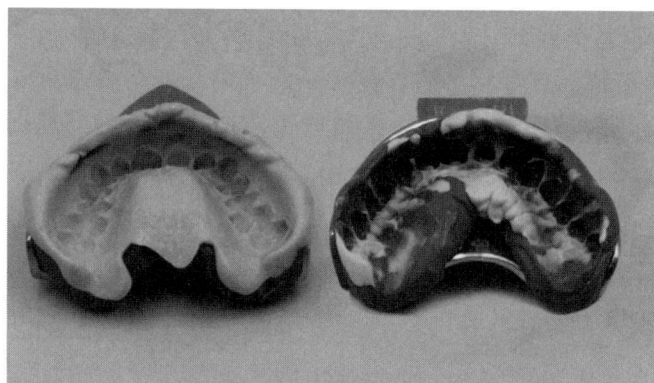

图 2-1　硅橡胶印模制取：两步法（左）和一步法（右）

灌注模型

取出印模后需要放置 30 分钟再灌注模型，否则会在模型表面产生蜂窝状气泡。

操作后处理

印模制取完毕，整理硅橡胶印模调和机、调和枪，去除患者面部多余的硅橡胶材料，整理工作台，保持其环境干净、整洁。

三、注意事项

1. 托盘就位前注意事项

（1）手混型硅橡胶操作时不可戴乳胶手套，乳胶手套会影响硅橡胶印模材料的聚合。

（2）制取印模前，根据患者牙弓大小，选择合适托盘，托盘勿过大或过小。

（3）托盘柄对准患者面部中线，避免托盘放置方向错误导致托盘无法就位，或取出托盘时卡在牙列上，使患者产生疼痛；避免托盘边缘与牙列距离太近导致局部印模材料过少而产生变形。

（4）印模材料放置应适量。印模材料过少，则印模材料不能紧贴牙面，印模制取不完整，导致印模不准确；印模材料过多，进入骨倒凹过深，印模取出困难，导致患者疼痛。

（5）使用一步法制取印模时，托盘在口内就位应缓慢，以免印模材料与牙体之间产生三角形间隙。

（6）托盘在口内就位后，手指应放在牙弓中段位置，如靠前或靠后，托盘容易翘起。

（7）手指对托盘施力时应平稳，切勿忽大忽小。

（8）使用两步法制取印模时，初印模取出后要刮出轻体印模材料排溢道。

2. 托盘脱位注意事项

（1）托盘就位后，用手指固定直至印模材料完全凝固，用定时器计时。

（2）取出印模时应避免暴力，手指为对颌牙做防护，以免托盘磕碰对颌牙或损伤软组织。

（3）牙周炎患者，制取印模前要填倒凹，避免印模取出困难。

（4）有些硅橡胶材料聚合后表面会释放氢气，从口内取出印模后需放置30分钟再灌石膏模型，否则氢气会在模型表面产生蜂窝状气泡。

◆ 链 接

随着计算机辅助设计/计算机辅助制作（CAD/CAM）技术在口腔医学领域的广泛应用，口腔数字印模技术会逐渐成为口腔修复学的重要印模制取手段之一。目前，口腔数字印模产品不断涌现出来。数字印模技术具有精度高、舒适性好、效率高等优点，是传统印模技术所不具备的。虽然口腔数字印模技术还不是很完美，但这是全球化的发展趋势，随着数字印模设备的不断更新换代，数字印模应用前景非常广阔。

◆ 考点提示

硅橡胶印模制取方法包括一步法和两步法，在固定修复中普遍使用。硅橡胶印模制取过程需要注意细节，以取得清晰、准确的硅橡胶印模。

◆ 思 考 题

1. 固定修复需要的临床较理想的印模材料是（　　　）

    A. 印模膏　　　　　　　　　　B. 硅橡胶印模材料

    C. 藻酸盐印模材料　　　　　　D. 琼脂印模材料

    E. 基托蜡

正确答案：B

答案解析：硅橡胶印膜材料具有弹性好、流动性好、精度高、化学稳定性和尺寸稳定性好、变形小等优点，是目前临床较理想的固定修复印模材料。

2. 硅橡胶印模材料属于下列哪种类型的印模材料(　　)

    A. 弹性不可逆　　　B. 热凝固类　　　C. 弹性可逆　　　D. 非弹性可逆

    E. 非弹性不可逆

正确答案：A

答案解析：记忆题。

3. 关于硅橡胶材料性能及使用说法不正确的是(　　)

    A. 良好的生物安全性　　　　　　B. 适当的流动性

    C. 良好的尺寸稳定性　　　　　　D. 印模细节再现能力差

    E. 与模型材料不发生化学反应

正确答案：D

答案解析：硅橡胶轻体印模细节再现良好，才能制取出精的印模。

4. 关于橡胶类印模材料说法错误的是(　　)

    A. 橡胶类印模材料又叫弹性体印模材料

    B. 常用的有聚硫橡胶、聚醚橡胶、加成型硅橡胶和缩合型硅橡胶

    C. 聚硫橡胶性能优于硅橡胶和聚醚橡胶

    D. 加成型硅橡胶主要化学成分是聚乙烯基硅氧烷

    E. 缩合型硅橡胶主要化学成分是端羟基聚二甲基硅氧烷

正确答案：C

答案解析：目前性能优异的印模材料是加成型硅橡胶和聚醚橡胶，聚硫橡胶在精确性上出色，但有永久变形率较大、凝固时间长等缺点。

5. 患者11牙外伤，牙冠1/2折断，根管治疗后需要桩核冠修复，使用下列哪种印模材料制取印模较好(　　)

    A. 硅橡胶印模材料　　　　　　B. 琼脂印模材料

    C. 藻酸盐印模材料　　　　　　D. 聚硫橡胶印模材料

    E. 印模石膏

正确答案：A

答案解析：目前固定修复最常用的是加成型硅橡胶印模材料和聚醚橡胶印模材料。

6. 关于橡胶类印模材料说法正确的是(　　)

    A. 重体硅橡胶可为印模提供足够的强度，轻体硅橡胶可以制取出精细结构

    B. 硅橡胶放入托盘要先放在工作区

    C. 加成型硅橡胶印模取出后需要马上灌注石膏模型

    D. 加成型硅橡胶可以用乳胶手套触摸

E. 聚醚橡胶有良好的亲水性，可以长时间放置在潮湿环境

正确答案：A

答案解析：重体硅橡胶和轻体硅橡胶二者合用，既可利用重体硅橡胶的强度，又可以利用轻体硅橡胶的细节复制能力。硅橡胶放入托盘要先放在非工作区，调和均匀的硅橡胶放在工作区。加成型硅橡胶印模取出后需要静置30分钟再灌注石膏模型。乳胶手套成分会阻止硅橡胶的聚合反应。聚醚橡胶吸水过多会变形。

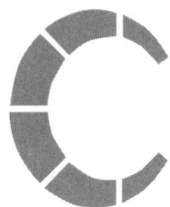

实训三

石膏模型灌注技术

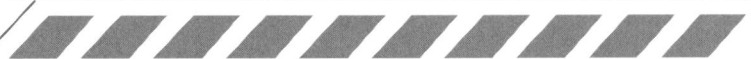

◆ **病例导入**

患者，女性，40 岁，拟行下颌可摘局部义齿修复，对已制取的印模进行石膏模型灌注，应如何进行？

◆ **知识要点**

石膏模型灌注是口腔常用的基本操作技术之一，是指将调拌好的模型材料灌注到制取的口腔印模中，待模型材料凝固，对其进行脱模，最终获得与口腔内情况一致的阳模。

石膏模型的要求如下。

（1）模型要能准确反映口腔组织的精细解剖结构，即要求尺寸稳定、精确度高、模型清晰、无表面缺陷（如气泡、石膏瘤）等。

（2）模型要有一定的形状和厚度以保证修复体的制作。①模型的最薄厚度应在 10mm 以上。②模型的基底面要磨改成与假想𬌗平面相平行。③模型的后面及各侧面要与基底面垂直。④模型的边缘宽度以 3～5mm 为宜。

（3）模型表面光滑，易脱模。

（4）表面硬度高，能经受修复体制作时的磨损。

◆ **技术操作**

一、学习要点

（1）掌握石膏模型材料的性能。
（2）掌握石膏模型灌注的操作过程和要求。

二、操作规程

（一）简易流程

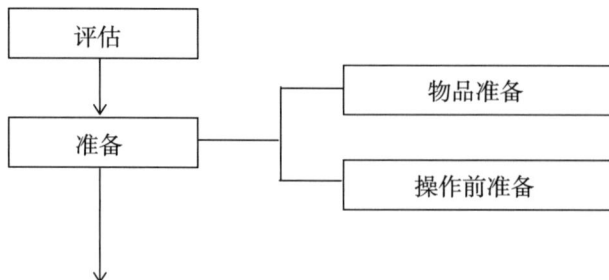

```
                              ┌─→  按比例量取水和石膏粉
                              │
                              ├─→  调拌石膏模型材料
                              │
                              ├─→  灌注模型
                              │
    模型灌注  ────────────────┼─→  形成底座
      │                       │
      │                       ├─→  脱模
      │                       │
      │                       ├─→  模型的消毒
      │                       │
      │                       ├─→  模型的修整
      ↓                       │
    操作后处理                └─→  模型的检查
```

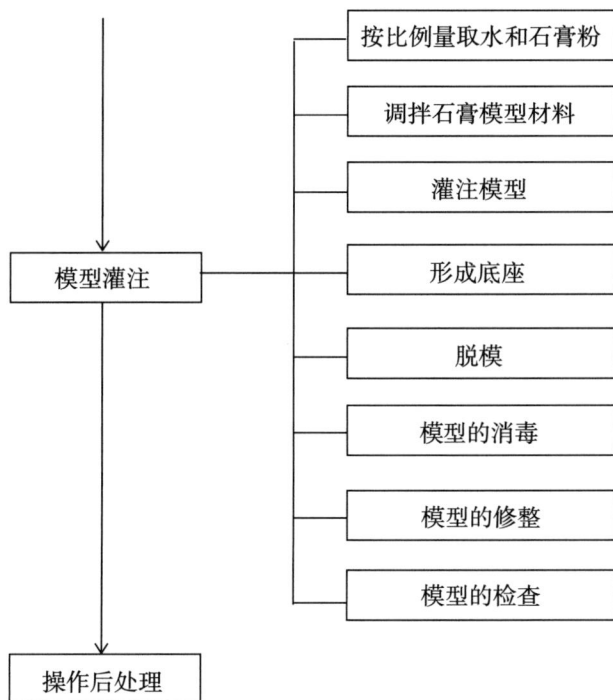

石膏模型灌注技术

（二）分步流程

▨ 评估

对已制取的印模进行检查，确保印模能清晰、准确地反映口腔组织的精细解剖结构，对于不完整、不清晰、严重影响修复体制作的印模，应重新制取。合格的印模要符合以下标准。

- ◆ 印模必须清晰、完整、平滑。
- ◆ 与修复体有关的基牙清楚，边缘清晰。
- ◆ 印模和托盘的任何接触区均无脱模现象，特别是托盘中间无脱模。
- ◆ 印模内如有需要修改的义齿等附件，一定要完全复位。
- ◆ 印模内的唾液、血液以及食物残渣等要冲洗干净。

▨ 准备

▎物品准备▕

石膏粉、清水、电子秤、量筒、振荡器、真空调拌机、调拌碗、石膏调拌刀、牙科探针、底座成形器、石膏模型修整机、玻璃板、扁头毛笔。

印模的消毒。

◆ 浸泡消毒。最常用的印模消毒方法。常用的浸泡消毒液主要有2%戊二醛、10%次氯酸钠、2%碘伏等。浸泡时间一般为10分钟左右。

◆ 喷雾消毒。印模从患者口中取出后立即在流水下冲洗10秒左右，然后在其表面均匀喷涂消毒剂，再用流水冲洗，再喷雾，之后用喷有消毒剂的湿巾包裹密闭一段时间，取出后再用流水冲洗，除去残余的消毒剂和水分。目前应用最多的消毒剂是10%次氯酸钠、2%碘伏喷雾。

模型灌注

按比例量取水和石膏粉

根据选取的石膏种类，严格按照厂家提供的参数准备合适的水和粉。

◆ 用量筒量取水。

◆ 用电子秤称量石膏粉。

调拌石膏模型材料

◆ 手工调拌。①按照先水后粉的顺序在调拌碗内加入量取好的水和粉。②待石膏粉完全被水浸湿后，用调拌刀快速均匀地调拌，调拌时间1分钟左右。③调拌完毕后，将石膏碗放在振荡器上，排出气泡，准备灌模。

◆ 真空调拌机调拌。①按照先水后粉的步骤在搅拌杯里加入量取好的水和粉。②经调拌刀初步调拌后，用真空调拌机调拌30~60秒。③取下真空管，准备灌注模型。

灌注模型

◆ 选择印模的高而开阔处，放入少量调拌均匀的石膏，从高处流向四周，将印模置于振荡器上，或手持托盘柄，轻轻敲击进行震动，边震动边灌注，直至石膏灌满整个印模为止。

◆ 不断添加石膏直至牙列颈缘至底座的厚度为1~1.5cm，同时注意模型远中部分石膏量足够，并刮去多余石膏。对于细长而倾斜的孤立牙，灌注时应插入小竹签或金属钉类物品，以加强石膏牙强度，防止石膏牙脱模时折断。

形成底座

◆ 自由制座法。模型灌注30分钟后，调拌相同材质的石膏堆于玻璃板上，将带有硬固模型的托盘倒扣在玻璃板的石膏堆上，轻轻加压使托盘底与玻璃板平行。用手握住托盘柄，使其保持不动，用调拌刀将石膏糊从各面压到印模上。

◆ 底座成形器法。模型灌注30分钟后，调拌相同材质的石膏置于底座成形器上，将带有硬固模型的托盘倒扣在成形器上，轻轻加压使托盘底与底座平行。注意牙列弧度与底座匹配。

脱模

◆ 脱模时间。模型灌注后应在石膏终凝以后脱模。一般普通石膏应在石膏灌模后1小时、硬石膏和超硬石膏在灌模后6小时再分离模型最好，此时石膏模型强度接近最大值。

◆ 脱模方法。脱模时先用石膏切刀修去托盘周围多余石膏，使托盘和印模边缘不被石膏包埋。弹性印模材料印模脱模时，一手持模型底座，一手持托盘，沿牙长轴方向轻轻用力，使印模和模型分离；阻力较大时，可适当左右摆动，但幅度不可过大，切不可用暴力，以免石膏牙折断。遇有牙齿倾斜、缺失造成的间隙较多或有孤立牙等情况，脱模时可先去掉托盘，将弹性印模材料破成碎块，取出模型。

模型的消毒

◆ 浸泡或喷雾消毒。消毒剂喷雾或者10%次氯酸钠或碘伏浸泡。

◆ 熏蒸消毒。甲醛和戊二醛熏蒸。

◆ 微波消毒。

◆ 臭氧消毒。

◆ 紫外线消毒。

模型的修整

用模型修整机进行模型修整。

◆ 修整模型底面，使其与𬌗平面平行，厚度不小于10mm。

◆ 修整模型的后壁、侧壁及后侧壁。使模型的后壁与底面及牙弓中线垂直，两边的侧壁与前磨牙、磨牙颊尖的连线平行，后壁与侧壁所形成的夹角磨去一段形成后侧壁，使其与原夹角的平分线垂直。

◆ 修整模型的前壁。使上颌模型的前壁呈等腰三角形，其顶角正对中线；将下颌模型的前壁修成弧形，约与牙弓前部弓形一致。模型基底颊、舌侧轴面应距基牙轴面3～5mm。

◆ 用工作刀修去工作模型和对颌模型上的石膏瘤等咬合障碍的部分，并使下颌舌侧平展，以利于修复体的制作。在修整过程中要注意保护模型，特别是不要损伤基牙。

◆ 倒凹区与缓冲区的处理。浸泡模型于水中5分钟，取少量人造石加水在橡皮碗内调拌成糊状。用调拌刀对倒凹区进行填补，并用扁头毛笔蘸水刷去多余部分。

模型的检查

模型灌注后应对模型进行检查：模型应完整无缺损，表面清晰，充分反映出牙颌组织面的细微纹路，特别是黏膜反折线和系带处，模型边缘应显示肌功能修整的痕迹。灌注后的模型如图所示（图3-1，3-2）。

◆ 模型的最薄厚度应在10mm以上。

◆ 模型的基底面要磨改成与假想𬌗平面相平行。

◆ 模型的后面及各侧面要与基底面垂直。

◆ 模型的边缘宽度以3～5mm为宜。

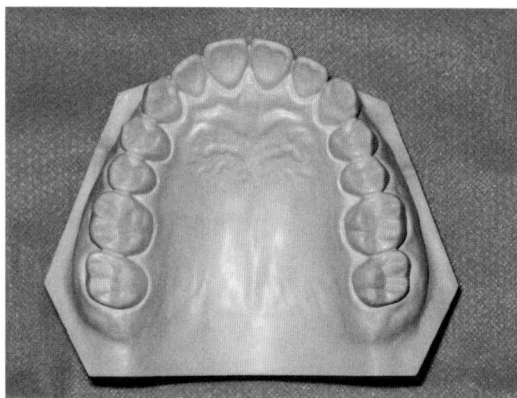

图3-1 上颌模型　　　图3-2 下颌模型

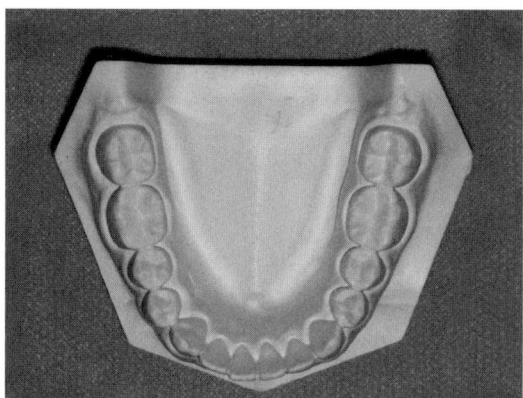

操作后处理

模型灌注完毕，清洗橡皮碗、调拌刀、玻璃板、真空调拌机等相应设备，清除多余石膏，整理工作台，保持其环境干净、整洁。

三、注意事项

1. 石膏模型材料调拌过程中的注意事项

（1）根据选用的石膏种类，严格按照厂家提供的产品说明中的水粉比例和调和时间进行操作。

（2）调拌时应按先水后粉的顺序，调拌时间严格按照材料的要求进行，不能在调拌过程中再加粉或水。

（3）调拌要沿一个方向进行。

（4）操作中，要注意器械的清洁，并防止污染模型。

2. 石膏模型灌注的注意事项

（1）灌注时应沿一定方向一小份一小份地灌入，防止空气无法排出而形成气泡。

（2）将调好的石膏浆从印模高处流向低处。上颌印模从腭侧灌入，下颌则从舌侧缘灌入。

（3）模型的远中部分石膏一定要足够。

（4）灌注后模型放置时要在托盘下加一衬垫物，使模型远中离开台面，防止印模材料接触台面而变形。

◆ 链 接

─●●●● **分层分段灌注法** ●●●●─

若印模形状较复杂，可分层分段进行灌模。即在印模组织面尤其是基牙部分灌注超硬石膏，其他部分用普通石膏，以保证模型的强度，确保模型在取出时不被折断。如果采用分步灌模，需在超硬石膏未完全凝固前灌注普通石膏，以利于两种模型材料紧密接触而不出现分离。

◆ 考点提示

普通石膏临床上常用来制作研究模型、对颌模型及工作模型的底座部分。硬质石膏又称人造石，与普通石膏相比，其密度大、固化膨胀小、强度与硬度高，因此常用来制作可摘局部义齿工作模型。超硬石膏又称超硬人造石，是一种改良的人造石，其性能比人造石有所提高，目前常用来制作固定义齿的工作模型。

硬质石膏、超硬石膏与普通石膏均为口腔修复学常用的石膏材料，硬质石膏、超

25

硬石膏模型灌注技术的操作步骤与普通石膏相同。本实训以普通石膏为例，但其他两种材料的性能和适用范围也是应掌握的考点。

◆ 思 考 题

1. 熟石膏、人造石和超硬石膏是临床常用的模型材料，其物理机械性能有较大的差异，下列哪一项成立（　　）

   A. 其强度，人造石 > 超硬石膏　　　　B. 其密度，超硬石膏 > 人造石

   C. 其硬度，人造石 > 超硬石膏　　　　D. 其混水率，人造石 > 熟石膏

   E. 其膨胀率，超硬石膏 > 熟石膏

正确答案：B

答案解析：超硬石膏又称超硬人造石，压缩强度可达到 50～110MPa，布氏硬度大于17，流动性好，可得到形态精密的模型。超硬石膏比人造石纯度高，晶体不变形，表面积小，混水率比人造石更低，硬度和强度比人造石更大。

2. 使用水胶体弹性印模材料制取印模后，强调要及时灌注，其目的是（　　）

   A. 可使模型表面光洁　　　　　　　B. 有利于模型材料的注入

   C. 减少模型的膨胀　　　　　　　　D. 避免印模的体积收缩

   E. 有利于脱模

正确答案：D

答案解析：水胶体弹性印模材料放置时间过长会脱水变形。

3. 下列有关石膏性能的描述，错误的是（　　）

   A. 水温越高，凝固速度越快　　　　B. 粉多水少，石膏凝固快

   C. 加速剂越多，凝固速度越快　　　D. 调拌时间越长，凝固速度越快

   E. 调拌速度越快，凝固速度越快

正确答案：A

答案解析：石膏的凝固速度随温度的不同而变化。30℃以下，凝固速度随水温升高而加快；30～50℃，凝固速度随水温升高无明显变化；50～80℃，凝固速度随水温升高而变慢；80℃以上时，石膏几乎不凝固。

4. 在灌注模型时，先加水与硬质石膏调和，灌注印模的组织面；稍后调和熟石膏灌注其他部分。发现熟石膏凝固太慢，调和熟石膏时在水中加入了少量白色晶体，加入的白色晶体是（　　）

   A. 硼酸钠　　　　B. 硼砂　　　　C. 枸橼酸钠　　　　D. 醋酸钠

   E. 氯化钠

正确答案：E

答案解析：使用某些化学试剂可以控制凝固时间和速度。加速剂：硫酸钾、氯化钠；缓凝剂：硼酸钠、枸橼酸钠。

5. 下列哪项不是影响石膏凝固速度的因素(   )

    A. 混水率   B. 调拌时间   C. 调拌速度   D. 温度

    E. 调拌方向

正确答案：E

答案解析：石膏的混水率、调拌时间、调拌速度和温度均可影响石膏凝固的速度。而对调拌方向的要求是沿一个方向进行，并不是影响石膏凝固速度的因素。

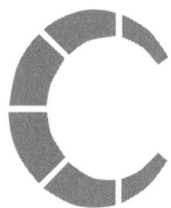

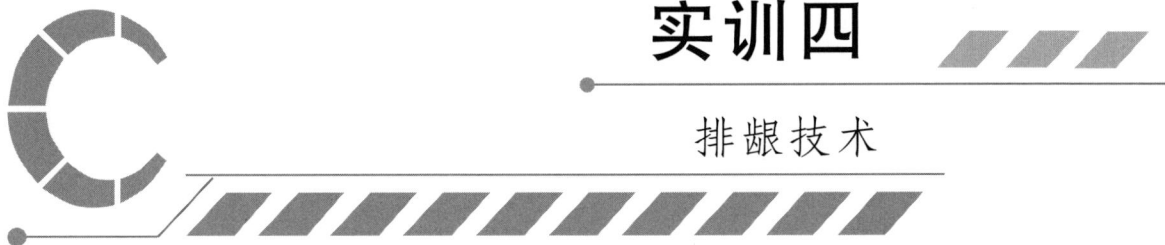

实训四

排龈技术

◆ **病例导入**

患者，女性，22岁，右上前牙外伤6年，牙体变色，已行根管治疗，患牙牙龈色、形、质正常，影像学检查根充恰填，根尖无明显异常，牙槽骨无明显吸收。医患沟通后患者选择右上前牙全瓷冠修复，牙体预备后排龈应如何操作？

◆ **知识要点**

排龈技术是使用排龈材料使游离龈发生侧向和垂直向移位，从而使游离龈与牙面分离，暴露出龈下区域，创造出一个清洁、干燥、无渗出和无碎屑的操作区域，而且在去除排龈材料后，牙龈组织能够恢复原位，不会造成永久性牙龈退缩或附着丧失的方法。

排龈方法分为机械性排龈法、机械化学联合法、化学排龈法以及高频电刀排龈法。

1. 机械性排龈法　单纯使用排龈线进行排龈，分为单线法和双线法。应用排龈线将龈沟排开至少0.5mm。较浅的龈沟，可使用单线法，龈沟深度超过3mm建议使用双线法。双线法是用一条较细的3-0排龈线放置在龈沟底，上面再加上一条较粗的2-0排龈线，将龈沟排开。牙体预备完成取模前，只取出较粗的排龈线，而将较细的排龈线留在龈沟底部不取出。双线法的缺点是有时较细的排龈线会沾到印模材料上，造成印模材料的撕裂或变形。

2. 机械化学联合法　将排龈线与药物混合后用排龈器推压入龈沟即为机械化学联合法。排龈液的成分中有硫酸亚铁、氧化铝或肾上腺素等，有减少龈沟液分泌和止血的作用，但对于心脏病、高血压患者慎用。此外，有专用的排龈线是经血管收缩药物浸渍后干燥而成的，当此类排龈线被推压入龈沟后，其吸收龈沟液并析出药物，同时发挥药物和机械的联合排龈作用。

3. 化学排龈法　若有多颗牙齿需同时排龈和止血，可采用化学排龈法。该技术使用主要成分为硫酸铝钾的矽胶，其具有收敛和止血的作用。首先将单一剂量包装的油膏取出，放在调拌纸上铺平，加入8滴催化剂液体，用手用力揉捏30~45秒，直到蓝色催化剂液体均匀分布到油膏里。将材料放入托盘里，然后放入患者口腔2~2.5分钟，待油膏硬化后取出。清洗干净，吹干。矽胶材料只适用于排龈和止血，不可当作取模材料。

4. 高频电刀排龈法　高频电刀排龈法是利用极微细的高频电刀头去除部分沟内上皮，使游离龈与预备体边缘之间出现微小间隙而利于印模材料的进入。高频电刀排龈法适用于牙龈有慢性炎症、增生或者外伤牙断面位于牙龈下较深的患者。目的是切除部分增生的炎性肉芽组织或者是覆盖的牙龈，使龈沟的深度恢复正常，使预备体或断面边缘暴露，同时电刀可电凝止血。待局部牙龈恢复正常后，联合使用排龈膏和机械性排龈法制取印模。

◆ 技术操作

一、学习要点

（1）掌握排龈的常用方法。
（2）掌握排龈技术的操作过程和要求。

二、操作规程

（一）简易流程

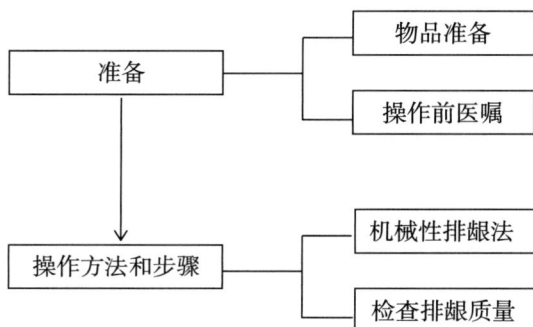

排龈技术

（二）分步流程

▧ 准备

┃ 物品准备 ┃

一次性口腔检查器械、一次性手套、排龈刀、排龈线。

┃ 操作前医嘱 ┃

排龈前应与患者进行必要的交流，告知患者排龈的操作过程及可能出现的不适，指导患者在排龈过程中放松，保持身体和头部位置稳定。

▧ 操作方法和步骤

┃ 机械性排龈法 ┃

◆ 单线法。干燥、隔湿基牙，用排龈器将 2−0 排龈线在远中轴角处开始按照顺时针或逆时针方向推压入龈沟内，排龈器的尖端与牙面成45°（图4-1），压入后的排龈线不高出龈缘，线头的一端留在颊面或舌面，游离龈与牙面分离，暴露龈下区域，排龈线放置5~10分钟，取出排龈线。

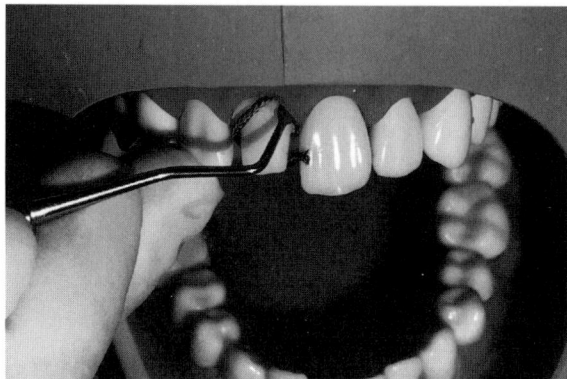

图4-1 排龈器的尖端与牙面成45°

◆ 双线法。干燥、隔湿基牙，用排龈器将3-0排龈线在远中轴角处开始按照顺时针或逆时针方向推压入龈沟内，排龈器的尖端与牙面成45°，压入后的排龈线不高出龈缘，线头的一端留在颊面或舌面。按照同样的方法推压入2-0排龈线，动作轻柔，切勿损伤附着龈及沟底上皮，游离龈与牙面分离暴露龈下区域，排龈线放置5~10分钟，取出排龈线。

检查排龈质量

排龈后游离龈与牙面分离，暴露龈下区域，创造出一个干净、无渗出的操作区域，并且在取出排龈线后牙龈组织能恢复原位，不会造成牙龈永久性退缩。

三、注意事项

（1）选用直径合适的排龈线，过粗或过细均不宜成功。

（2）排龈时轻柔加力，切勿损伤沟底上皮及附着龈。

（3）要在湿润状态下取出排龈线，防止排龈线与牙龈发生粘连而损伤牙龈。排龈线与牙龈发生粘连而损伤牙龈也是导致修复后牙龈退缩的一个重要原因。

（4）排龈线放置时间5~10分钟，排龈时间不能过长，基牙数目较多时加快排龈速度。

（5）对于高血压、心脏病等患者排龈时排龈线中不宜含有肾上腺素。

（6）压入排龈线时应先将排龈线的一端压入牙龈较松弛的邻面，然后再向唇侧和舌侧压入。

（7）排龈线取出后要马上制取印模，排开的牙龈一般在 30～45 秒内恢复原状。

（8）排龈液一般呈酸性，时间过长会使牙本质脱矿，导致牙本质敏感。

◆ **链 接**

1. 高频电刀排龈法

（1）使用高频电刀前确认刀头在手柄上完全就位，调好合适的功率，使用的力度要合适，要有一定的移动速度，如果刀头有血凝块，可用纱布擦拭去除。

（2）使用高频电刀排龈，待局部牙龈恢复正常后联合使用排龈膏和机械性排龈法制取印模。

2. 修复体粘接时排龈 修复体粘接时排龈有利于提高粘接效果，去除多余的粘接剂，预防牙龈炎症和边缘微渗漏的发生。

◆ **考点提示**

机械性排龈单线法用的是 2－0 排龈线；双线法先在龈沟内放置一根 3－0 排龈线，然后再放一根 2－0 排龈线。排龈器的尖端与牙面成 45°，压入后的排龈线不高出龈缘，线头的一端留在颊面或舌面，游离龈与牙面分离暴露龈下区域，龈线放置 5～10 分钟，取出排龈线。

◆ **思 考 题**

1. 临床上排龈线放置的位置，在游离龈与牙颈部之间的颈部肩台下方约（　　）

　　A. 0.3mm　　　　B. 0.5mm　　　　C. 1mm　　　　　D. 2mm

　　E. 1.5mm

正确答案：A

答案解析：记忆题。

2. 排龈线放置的时间一般是（　　）

　　A. 1～2分钟　　B. 30分钟　　　　C. 5～10分钟　　　D. 1分钟以内

　　E. 即刻取出

正确答案：C

答案解析：记忆题。

3. 关于全冠制取印模前排龈的描述，下列哪项是错误的（　　）

A. 排龈线中用血管收缩剂   B. 可止血

C. 增强印模的准确性   D. 排龈线中用肾上腺素最佳

E. 减少组织液渗出

正确答案：D

答案解析：排龈线中所使用的具有收敛作用的药物的化学成分一般是氯化铝等，肾上腺素虽然可以收缩血管，但可能对心脏有不良影响。

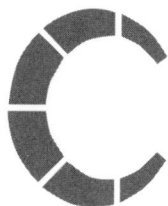

实训五

前牙金属烤瓷冠的牙体预备

◆ **病例导入**

患者，女性，25 岁，右上前牙外伤后牙体变色，经根管治疗后拟行冠修复。患牙牙龈色、形、质正常，影像学检查根充恰填，根尖无明显异常，牙槽骨无明显吸收。根据患者症状、临床检查，结合影像学检查，诊断为"牙体缺损"。医患沟通后患者选择金属烤瓷冠修复，医师应该如何进行牙体预备？

◆ **知识要点**

牙体缺损修复是用人工制作的修复体，如嵌体、贴面、部分冠、全冠、桩核冠等恢复缺损牙的形态、美观和功能。牙体缺损修复前应根据牙体缺损的病因、缺损大小、缺损牙的位置、咬合关系并结合患者的要求制订修复治疗计划，选择修复体类型，进行修复前准备，开始修复治疗。修复治疗包括：牙体预备、印模和模型的制取、修复体的技工制作、修复体临床试戴，最后口腔内粘接。

金属烤瓷冠简称金瓷冠，又称烤瓷熔附金属全冠，是一种由低熔瓷粉在真空条件下经过高温烧结熔附到铸造金属基底冠上形成的金瓷复合结构的修复体。金瓷冠兼有金属全冠机械强度好和全瓷冠美观的优点，是一种较理想的修复体。

1. 金瓷冠的适应证

（1）变色牙、氟斑牙、四环素牙、锥形牙、釉质发育不全等，患者要求改善美观而不宜采用其他保守方法修复者。

（2）错位、扭转等不宜或不能采用正畸治疗，要求全冠改善美观的患牙。

（3）龋坏或外伤等造成牙体缺损较大，充填或其他保守修复治疗无法满足要求的患牙。

（4）根管治疗后需桩核冠修复的残根或残冠。

（5）烤瓷固定桥的固位体。

（6）牙周病矫形治疗的固定夹板。

（7）作为种植义齿的上部结构修复缺失牙。

2. 金瓷冠的禁忌证

（1）对前牙美学要求极高者。

（2）对金属过敏者。

（3）尚未发育完全的年轻恒牙、牙髓腔宽大、髓角高耸等容易发生意外露髓的牙齿避免使用，必要时先进行根管治疗后再修复。

（4）临床冠过短，无法获得足够的固位形和抗力形者。

（5）咬合紧、深覆𬌗在没有进行矫正情况下且无法获得足够修复空间的患牙。

（6）夜磨牙患者或有其他不良咬合习惯者。

（7）心理、生理、精神因素不能接受或不愿意磨除牙体组织者。

3. 金瓷冠的基本结构和要求　金瓷冠是由金属基底冠和熔附其上的瓷层构成，瓷层可分为不透明层、体瓷和釉质瓷。

（1）金属基底冠。金属基底冠是金瓷冠的重要组成部分，是构成金瓷冠良好固位和边缘密合的基础，可以恢复牙齿的缺损，为瓷层提供坚固的支撑和足够的强度，同时还涉及美观、咬合及金瓷结合的质量。金属基底冠的设计要求如下。

1）恢复牙冠正确的解剖形态轮廓。

2）具有足够的厚度和强度，承托瓷部位的金属内冠厚度至少达到 0.3mm。

3）金属基底表面形态光滑、圆凸，无尖锐棱角、无锐利边缘，以免出现应力集中破坏金瓷结合。

4）金属基底冠要保证为瓷层提供足够且厚度均匀的修复空间。牙体缺损过大部分应由金属基底弥补。

5）颈缘连续光滑。

（2）不透明瓷层。不透明瓷层应均匀地覆盖在金属基底冠表面。它既要将金属颜色遮住，又必须考虑到与牙体部颜色的一致性。其厚度因选用金属种类及不同商品瓷粉而有所不同。通常厚度为 0.2~0.3mm 的不透明层即可较好地遮盖金属底色，同时构成金瓷冠的基础色调。

（3）体瓷和釉质瓷。体瓷覆盖在不透明瓷表面，相当于天然牙本质部分的瓷。它是金瓷冠的基本颜色，是再现牙本质色泽的半透明瓷层。精确比色、选择最适合的瓷粉是体瓷和釉瓷正确应用的基础。体瓷的厚度一般不小于 1mm，厚度均匀。切 1/3 和殆 1/3 的理想厚度为 1.5~2mm，保证半透明性和正确的外形。牙尖和切端瓷层最厚不超过 2mm，超过此厚度的瓷层由于缺乏金属基底足够的支持容易发生瓷裂。釉质瓷应用的位置和厚度要适当，应尽可能模仿患者对侧同名牙、邻牙的半透明特征，与周围天然牙协调。

4. 前牙金瓷冠牙体预备的要求

（1）切缘。切缘预备 1.5~2mm 的间隙，上前牙切缘与牙长轴成 45°且向腭侧形成小斜面，下前牙切缘斜面斜向舌侧。

（2）唇面。除颈缘外，唇侧表面分成两个面均匀磨除 1.2~1.5mm，牙冠切 1/4 向舌侧倾斜 10°~15°，保证前伸殆不受干扰，在唇面切 1/3 磨除少许保证切缘瓷层厚度和透明度。

（3）舌面。舌窝均匀磨除 0.7~1mm，当舌侧不设计瓷覆盖时，只预备金属的修复间隙并保证颈部肩台及肩台以上无倒凹。颈 1/3 部形成 2°～5° 切向聚合度的舌轴面，有利于全冠的固位。

（4）邻面。去除邻面倒凹，预备出金瓷修复空间，形成邻面 2°～5° 切向聚合度。牙冠近远中径较小时，可以设计邻面无瓷覆盖，同时在颈部形成宽 0.5mm 的凹形肩台。

（5）肩台。唇面颈部肩台一般设计为龈下 0.5～0.8mm、宽 1mm 的深浅凹形肩台。舌侧及邻面形成龈上、宽 0.5mm 的凹形肩台。

◆ 技术操作

一、学习要点

（1）掌握前牙金瓷冠修复的适应证及禁忌证。
（2）掌握前牙金瓷冠牙体预备的标准和要求。
（3）掌握前牙金瓷冠牙体预备的方法和步骤。

二、操作规程

（一）简易流程

```
评估
 ↓
准备 ── 物品准备
     └─ 操作前准备
 ↓
牙体预备 ── 指示沟预备
        ── 切端预备
        ── 唇面预备
        ── 舌面预备
        ── 邻面预备
        ── 颈部肩台预备
        ── 精修完成
        └─ 检查
 ↓
操作后处理
```

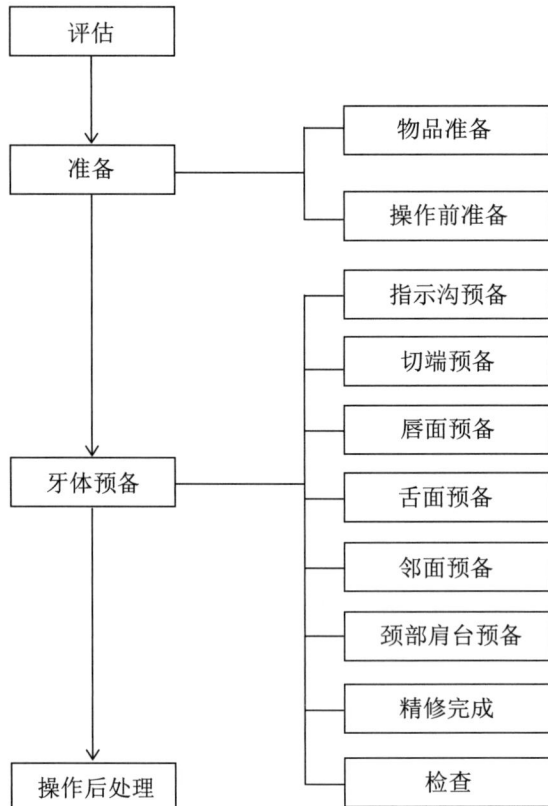

前牙金属烤瓷冠的牙体预备

（二）分步流程

▨评估

牙体预备前，检查准备修复患牙的牙体、牙周、根尖情况；检查邻牙牙体是否完整，牙周是否健康；检查对颌牙的情况以及患者的自身健康，评估是否属于金瓷冠修复适应证。

▨准备

| 物品准备 |

一次性口腔检查器械、一次性手套、一次性吸唾管、一次性三用枪头、一次性漱口杯、防护镜、高速手机、金刚砂车针（型号：玛尼车针 TR-11、SR-11、FO-25、TR-13、BR-31、WR-13、TR-13EF、EX-21EF；松风车针 SF106RD、SF102RD）、排龈刀、排龈线、上下颌成品钢托盘或铝托盘、印模材料、比色板、测量尺。

| 操作前准备 |

◆ 患者体位。上颌牙列𬌗平面与水平面垂直，患者头部高度与术者肘部平齐。

◆ 灯光调节。光斑对准牙位唇面，或用口镜反射到舌侧面。

◆ 术者体位。背直，头正，大腿和前臂与地面平行，上臂下垂。与患者核对牙位后调整椅位。

◆ 医嘱。牙体预备前应与患者进行必要的交流，告知患者牙体预备的过程及可能出现的不适，指导患者在牙体预备过程中放松，如有不适请举手示意。

▨牙体预备

| 指示沟预备 |

◆ 切端指示沟预备。用 TR-13 金刚砂车针先在切缘做 2~3 条 1.8mm 深的指示沟（图 5-1）。

◆ 唇面指示沟预备。将唇面分成切端部分（切 1/2 或 2/3）和龈端部分（龈 1/2 或 1/3）两个面预备。用 SR-11（直径 1.2mm）金刚砂车针在唇面做 2~3 条 1.2mm 深的指示沟（图 5-2）。

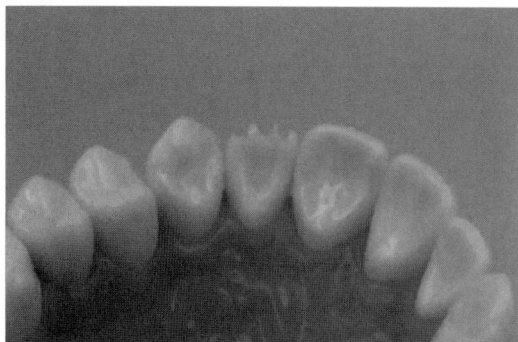

图 5 – 1　切端指示沟

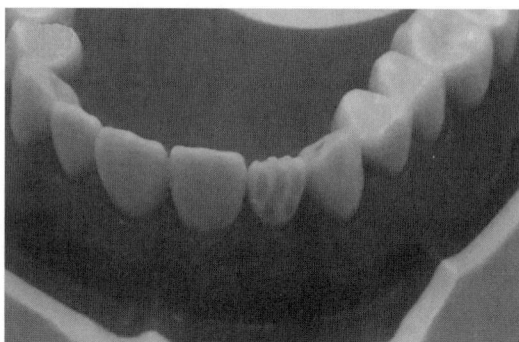

图 5 – 2　唇面指示沟

|| 切端预备 ||

切端预备量为 2mm。用 TR – 13 金刚砂车针将指示沟间牙体组织磨除，先磨除近中或远中一半，以另一半牙体组织作为磨除量的参考。磨除至近远中边缘处，判断是否与𬌗平面或瞳孔连线平齐，并根据咬合判断正中𬌗位、前伸、侧方等功能运动过程中是否有 2mm 的空间。将切端磨成与牙体长轴成 45°且向腭侧倾斜的舌斜面（图 5 – 3）。

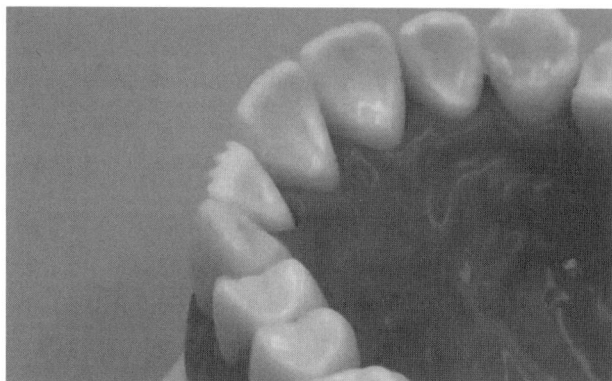

图 5 – 3　切端形成 45°舌斜面

|| 唇面预备 ||

用 SR – 11 金刚砂车针磨除指示沟之间的牙体组织，切端部分磨除时应与预备牙牙面形态一致，龈端部分与牙体长轴一致并决定全冠的就位道。唇面最终的磨除厚度为 1.4mm。尽量向邻面扩展，最后留下邻接触区牙体组织，同时在龈端形成宽 1mm 的深浅凹形肩台。

舌面预备

舌面分成两个面预备：舌隆突下轴壁与舌窝。要求在牙尖交错位与前伸殆位时均有足够的间隙。

◆ 舌隆突下轴壁。需要做出与唇面颈 1/3 平行的轴壁。用 TR - 13 金刚砂车针预备 3 条 0.5mm 深的指示沟，形成颈部边缘与邻面颈部边缘连续、位于龈上或平龈、宽 0.5mm 的凹形肩台（图 5 - 4）。

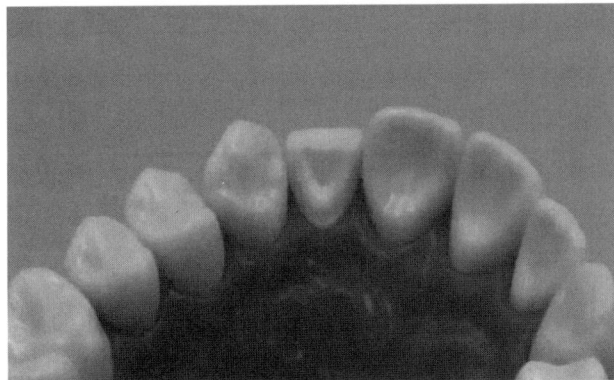

图 5 - 4   舌轴壁形成

◆ 舌窝处。用 BR - 31 金刚砂车针在舌侧形成 3 个指示窝，深度为 0.7~0.8mm，然后用 WR - 13 金刚砂车针磨除舌窝达 0.7~1mm，外形基本按照舌窝的外形均匀磨除，不应形成一个简单的斜面。

邻面预备

用 TR - 11 金刚砂车针先从唇、舌侧开始预备接触区的牙体组织，使预备牙与邻牙完全分离，待预备出足够空间后换用 TR - 13 金刚砂车针预备邻面，同时在邻面形成宽 0.5mm 的浅凹形肩台。两邻轴面相互平行或切向聚合度为 2°~5°。

颈部肩台预备

用 SR - 11 金刚砂车针沿唇侧牙颈部制备位于龈下 0.5mm、宽度为 1mm 的深浅凹形肩台。

精修完成

◆ 切端修整。检查牙尖交错位与前伸殆位时切端预备量是否足够（2mm），必要时修整，再用 TR - 13EF 金刚砂车针修整切端使其光滑。

◆ 轴面修整。用 TR－13EF 金刚砂车针修整唇面、邻面、舌侧轴面，去除倒凹，调整聚合度（2°～5°），再用 SF106RD 黄标车针修整使其光滑、点线角圆钝。

◆ 精修舌面。用 EX－21EF 金刚砂车针修整并光滑舌面窝。

◆ 精修颈缘。用 SF106RD 金刚砂车针修整颈缘，并光滑、连续唇侧和邻面肩台边缘，清除无基釉，形成清晰、连续、光滑的颈缘线。用 SF102RD 金刚砂车针修整舌侧凹形边缘。

检查

仔细检查上下颌牙正中𬌗、对刃𬌗位时，切端、唇舌侧修复空间是否足够。

操作后处理

取出排龈线，制取印模，临时冠修复，比色，清理患者口腔及面部残留印模材料，嘱患者漱口，告知术后注意事项。

三、注意事项

1. 从严控制适应证

（1）其他相对磨牙少的修复方法可以满足患者美观、强度等方面的要求时不建议使用金瓷冠修复。

（2）美学要求极高、对金属过敏的患者避免使用金瓷冠。

（3）尚未发育完全的年轻恒牙避免使用金瓷冠修复。

（4）无法提供足够固位形和抗力形的患牙避免直接使用金瓷冠修复。

2. 关注牙髓健康 健康的牙髓组织可以为牙体硬组织提供营养，防止根尖病变的发生；此外，还具有生理反馈功能，避免咬合力过大导致牙齿的折裂。牙体缺损修复的治疗过程会对牙髓产生不良的影响，高温、化学刺激或微生物的侵犯都可能引起牙髓的不可逆性炎症反应。牙体预备及修复过程中要特别注意防止牙髓的损伤。

（1）选择磨除牙体组织少的修复体。

（2）活髓牙应在局部麻醉下进行牙体预备，牙体预备尽量一次完成。

（3）牙体预备时喷水冷却、对牙面压力轻微，既能防止温度的升高，又能有效地磨除牙体组织。

（4）按解剖外形均匀磨除牙体组织，各轴面的聚合度不宜超过 6°。严重错位的牙，必要时先进行正畸排齐。

（5）去除所有腐质，防止继发龋的发生。

（6）牙体预备完成后制作临时修复体，隔绝对牙髓的物理、化学、细菌等刺激。

（7）采用适合的粘接剂粘接，减小对牙髓的刺激，调拌黏稠度适当。

（8）术前应告知患者金瓷冠的维护与使用知识，术后注意口腔卫生和定期复查。

◆ 链 接

1. 金瓷冠颈缘特点　金瓷冠的颈缘预备是牙体预备的关键。颈缘处是修复体与预备体对接的部位，易致龋，要求越密合越好。金瓷冠的唇侧肩台宽度为1mm，在有限的空间要容纳金属基底、不透明瓷、体瓷3种材料，容易出现金属内冠暴露、牙龈透黑、不透明瓷暴露影响金瓷冠的美观等问题。

2. 金瓷冠唇侧边缘的3种类型

（1）有金属颈环的边缘。与预备体龈边缘接触的全部为金属内冠。其优点是强度好、不易变形弯曲、边缘密合度好、可高度抛光。不足之处是美观性较差、易暴露金属，极少用于前牙修复。

（2）全瓷边缘。金属内冠的边缘仅覆盖预备体龈边缘内侧的一小部分，其余部分全部为瓷覆盖。优点是避免暴露颈部金属基底和遮色瓷，美观性好。不足之处是强度差、边缘密合度差、反复烧结操作复杂等。

（3）金瓷混合边缘。金属基底在边缘逐渐变薄，遮色瓷、体瓷覆盖其上，金属基底为瓷层提供足够的支持，防止瓷层折裂。

◆ 考点提示

1. 金瓷冠的设计和牙体预备要求　金瓷衔接处应避开咬合功能区；金属基底部分具有一定的厚度和强度，厚度一般为0.3～0.5mm；唇侧牙体颈缘一般在龈下0.5～0.8mm，牙体颈缘预备成直角或135°凹面，以保证颈缘瓷的强度和美观，肩台宽度一般为1mm；舌侧或邻面颈部若以金属为冠边缘，颈缘可预备成羽状、凹槽形或直角斜面形，宽度为0.5mm。

2. 金瓷冠就位的标志　冠的龈边缘到达设计的位置，颈缘应与冠边缘密合，无明显缝隙，允许的微小间隙不超过50μm；制备良好的人造冠就位后咬合应基本合适或稍加修整即合适；冠在患牙上就位后不出现翘动现象。

◆ 思 考 题 ◎

1. 在金瓷冠金瓷材料系统中，下列哪项是影响金瓷冠修复体成功的关键(　　)

    A. 金瓷匹配   B. 色泽匹配

    C. 生物学匹配   D. 金属材料的强度

    E. 瓷粉材料的机械性能

正确答案：A

答案解析：金瓷匹配是影响金瓷结合及金瓷冠成功的关键。

2. 金瓷冠金属基底的厚度为(　　)

    A. 0.3~0.5mm   B. 1~1.2mm   C. 2mm   D. 0.5~0.8mm

    E. 1~1.5mm

正确答案：A

答案解析：金属内冠要有足够的厚度，至少0.3mm，牙体缺损大的部分由金属内冠恢复，保证瓷层厚度均匀。

3. 关于金瓷冠中合金与瓷粉的描述，下列哪项是错误的(　　)

    A. 良好的生物相容性   B. 瓷粉的热膨胀系数略大于合金

    C. 两者可产生化学结合   D. 合金熔点大于瓷粉

    E. 有良好的强度

正确答案：B

答案解析：瓷粉的热膨胀系数应略小于合金。

4. 金瓷冠唇面龈边缘一般为(　　)

    A. 0.5mm 肩台   B. 1mm 肩台

    C. 1.2mm 肩台   D. 1.5mm 肩台

    E. 1mm 凹形

正确答案：B

答案解析：唇侧牙体颈缘一般在龈下0.5~0.8mm，牙体颈缘预备成直角或135°凹面，以保证颈缘瓷的强度和美观，肩台宽度一般为1mm。

5. 前牙金瓷冠切端应至少磨除(　　)

    A. 1mm   B. 1.5mm   C. 2mm   D. 2.5mm

    E. 3mm

正确答案：C

答案解析：切端磨除量为2mm，方能保证切1/3和舌1/3的半透明性和正确外形。

6. 导致金瓷冠瓷崩裂的原因不包括( )

 A. 金属基底冠过薄　　　　　　　B. 金瓷衔接部与对颌牙无咬合接触

 C. 金属基底冠表面污染　　　　　 D. 切端、咬合面瓷层有咬合早接触点

 E. 牙体预备磨除量过少或厚度不均匀

正确答案：B

答案解析：金瓷衔接部与对颌牙无咬合接触，不承受咬合力。其他选项均为可能导致金瓷冠崩瓷的原因。

7. 金瓷结合中最重要的结合力是( )

 A. 机械结合　　 B. 范德华力　　 C. 倒凹固位　　 D. 化学结合

 E. 压力结合

正确答案：D

答案解析：关于金瓷结合的机制有4种结合方式：化学结合、机械结合、压力结合、范德华力结合，其中化学结合被大多数研究者认为是金瓷结合中最重要、最关键的结合机制。

8. 前牙金瓷冠不适合用铸造金属舌面板的情况为( )

 A. 冠的唇舌径小　　　　　　　　B. 深覆𬌗

 C. 咬合紧　　　　　　　　　　　D. 冠的唇舌径大

 E. 根管呈喇叭口状

正确答案：D

答案解析：金瓷冠金属基底的唇面用瓷覆盖，𬌗面及舌面暴露金属。适合于咬合紧、覆盖小、𬌗力大的前牙。若前牙的唇舌径较大，能达到足够的牙体预备量，舌侧可不必设计铸造金属舌面板。

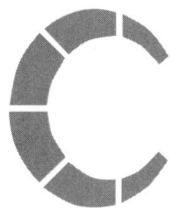

实训六

后牙全瓷冠的牙体预备

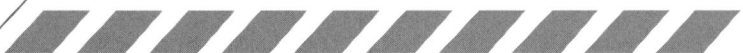

◆ **病例导入**

患者，女性，40岁，因左上颌前磨牙隐裂已行根管治疗，要求冠修复。临床检查见左上颌第二前磨牙殆面中央复合树脂充填，无松动，无叩痛，临床牙冠长度正常。X线片示根充恰填，根尖周无暗影。患者对修复体美观要求高，医患沟通后患者选择全瓷冠修复，作为经治医师，应如何进行牙体预备？

◆ **知识要点**

全瓷冠是全部由陶瓷材料加工而成的全冠修复体。陶瓷材料具有生物相容性良好、化学性能稳定、色泽自然美观、耐磨损、不易导热等特点。早期因其机械性能较差而主要用于咬合力较小的前牙修复，现随着材料科学的发展，陶瓷材料的机械性能不断提高，全瓷冠的应用也越来越广泛。

1. 全瓷冠分类

（1）根据组成成分划分。分为长石陶瓷、玻璃陶瓷、氧化铝陶瓷、氧化锆陶瓷。

（2）根据加工制作工艺划分。分为烧结陶瓷、热压陶瓷、粉浆涂塑陶瓷、铸造陶瓷、可切削陶瓷。

2. 适应证　原则上适合金瓷冠修复的患者，都可行全瓷冠修复，尤其适合以下情况。

（1）牙体缺损较大，不宜用充填治疗或不宜用金瓷冠修复的患者。

（2）变色或畸形牙，患者美观要求高者。

（3）牙冠缺损需要修复而对金属过敏者。

（4）牙体缺损要求修复，同时不希望口内有金属材料存在者。

（5）牙错位、扭转不能做正畸治疗者。

3. 禁忌证

（1）年轻活髓恒牙髓角高易露髓者。

（2）临床牙冠过短，无法获得足够的固位形和抗力形者。

（3）对刃殆未矫正或夜磨牙症者。

（4）牙周疾患需要用全冠进行夹板固定者。

（5）心理、生理、精神因素不能接受或不愿磨切牙体组织者。

（6）咬合紧，未矫治或无法预备出足够间隙者。

◆ 技术操作

一、学习要点

掌握后牙全瓷冠牙体预备的适应证和禁忌证，以及牙体预备的操作步骤和注意事项。

二、操作规程

（一）简易流程

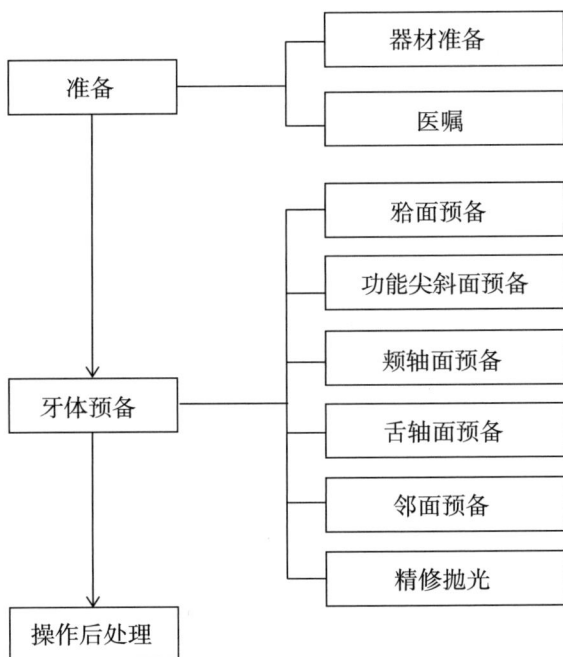

（二）分步流程

▌准备

‖ 物品准备 ‖

一次性口腔检查器械、一次性漱口杯、一次性手套、高速涡轮手机、金刚砂车针（型号：玛尼车针 TC‑26、TR‑13、TR‑13EF；松风车针 SF106RD）、吸唾器。

‖ 操作前医嘱 ‖

牙体预备前告知患者牙体预备的操作过程及可能出现的不适，指导患者保持身体和头部位置稳定，以及唇、颊、舌放松。

牙体预备

殆面预备

用 TR-13 金刚砂车针在殆面制备定深沟，深度 1.5~2mm。设置位置应包括各三角嵴以及三角嵴近远中侧的主发育沟。磨除定深沟间残留的殆面牙体组织，并根据咬合判断正中殆位、前伸、侧方等功能运动过程中殆面有无 1.5~2mm 的间隙。

功能尖斜面预备

用 TR-13 金刚砂车针，先在功能尖颊侧或舌侧斜面上制备定深沟，深度 1.5~2mm，再磨除定深沟间残留的斜面组织。功能尖斜面的方向应与对颌牙的牙尖斜面大致平行。

颊轴面预备

用 TR-13 金刚砂车针在颊轴面的中央及近、远中轴线角处制备出 3 条平行于牙体长轴的指示沟。为保证全瓷冠在龈缘边缘完成线部位的厚度达到 1mm，冠中份的轴面预备必须达到 1.5mm 或略少于 1.5mm 的程度。去除定深沟间残留的牙体组织。轴面预备应尽量向颊外展隙延展，同时在龈端形成宽 1mm 的无角肩台，肩台的位置根据临床牙冠长度及美观需求可位于龈下 0.5mm 或龈上。

舌轴面预备

在舌面上重复颊面预备过程，去除牙体组织的厚度与颊面相同。

邻面预备

◆ 用 TC-26 金刚砂车针预备邻轴面，从颊、舌侧开始预备接触点区的牙体组织，使预备牙与邻牙完全分离。

◆ 用 TR-13 金刚砂车针继续预备近远中邻面，将邻面与颊舌面的轴面及肩台连成一体，去除邻颊或邻舌轴面交界处的尖锐棱角。

精修抛光

用 TR-13EF 金刚砂车针研磨轴面、殆面及功能尖斜面，调整聚合度（2°~5°），在保持各预备牙面清晰明确的同时，使各线角圆钝，并将各轴面肩台修整为连续均匀的圆凹形肩台。最后再用 SF106RD 金刚砂车针抛光肩台及各预备牙面。

操作后处理

牙体预备完成后冲洗口腔，并嘱患者漱口以清理患者口内牙体组织碎屑。

三、注意事项

（1）活髓牙预备前需行局部麻醉。

（2）𬌗面预备时依𬌗面的几何斜面外形进行预备，以保证瓷修复体获得足够的支持厚度，同时预备牙能保持一定的高度。

（3）邻面预备时避免损伤邻牙，如有损伤需仔细抛光受损牙面。

（4）为保证𬌗面及轴面预备量的精确，可在预备前先制作导模，以指示牙齿各面的预备程度。导模制作方法：取油泥型硅橡胶印模材料双组分按产品说明的体积比混合揉搓，用适量面团样硅橡胶紧贴覆盖预备牙和近远中各至少1颗邻牙，同时要求硅橡胶至少覆盖上述牙的颈缘以下5.0mm，待硅橡胶凝固后取下，用手术刀沿预备牙正中矢状面切开即形成硅橡胶导模。牙体预备过程中将导模准确就位，用于检测预备量和预备体形态。

◆ **链 接**

--- •••• **𬌗向聚合度对冠固位力的影响** •••• ---

𬌗向聚合度是指预备体轴壁在𬌗方的夹角，聚合度的大小影响最终冠修复体的固位力。聚合度小，固位力增强，但粘接剂由于流体压增大不易被挤出，难以达到完全就位，影响修复体的适合性；聚合度过大就位容易，但会降低修复体的固位力，易发生脱位。有学者认为，单冠的𬌗向聚合度一般应控制在2°～5°，以获得最大的固位力。但在临床操作中，受器械、张口度等条件的限制，很难达到这种聚合角度。有许多学者认为，全瓷修复体的牙体预备𬌗方聚合度应大于金属修复体的聚合度，发现聚合度在10°～16°变化时，固位力并没有显著差异，而且16°的聚合度不但适合性好，也可提供足够的固位力及抵抗力，而且临床易于制备。在制备牙体时应参考其他因素综合考虑，因为预备体的表面积越大，固位力越大，简单地说，临床牙冠高度大的预备体聚合度可以适当大点，这个因素在制备临床牙冠较短的牙体时必须加以考虑，需要减小其聚合度，以获得足够的固位力。另外，由于全瓷冠的固位在很大程度上依赖于牙本质－复合树脂粘接系统，所以对其聚合度的设计要求可比传统冠大，况且未粘固的全瓷冠较易碎裂，要保证冠的顺利就位，也需增大聚合度。总之，全瓷冠的聚合度目前无明确的规定，目前多数学者推荐的聚合度范围是8°～16°。

◆ 考点提示

　　全瓷冠预备时应保证各轴面连续均匀的 1mm 肩台，以达到边缘适合性及抗力的要求。注意各线角圆钝，避免尖锐棱角，防止全瓷冠粘固后因应力集中而造成瓷裂。玻璃陶瓷因强度较低主要用于前牙修复，氧化锆陶瓷强度高可用于后牙。

◆ 思 考 题

1. 全瓷冠的肩台宽度为（　　）

　　A. 0.5mm　　　　　B. 1mm　　　　　C. 1.5mm　　　　　D. 2mm

　　E. 1.5~2mm

正确答案：B

答案解析：记忆题。

2. 后牙全瓷冠牙体预备时𬌗面需磨除牙体组织的量是（　　）

　　A. 0.5mm　　　　　B. 1mm　　　　　C. 1.5mm　　　　　D. 2mm

　　E. 1.5~2mm

正确答案：E

答案解析：记忆题。

3. 上颌第一磨牙行全瓷冠牙体预备时，功能尖斜面的位置是（　　）

　　A. 颊尖颊斜面　　　　　　　　　　B. 颊尖舌斜面

　　C. 舌尖舌斜面　　　　　　　　　　D. 舌尖颊斜面

　　E. 以上都不是

正确答案：C

答案解析：上颌后牙的功能尖斜面应预备在舌尖的舌斜面上，下颌后牙的功能尖斜面在颊尖的颊斜面上，且功能尖斜面的方向应与对颌牙的牙尖斜面大致平行，以保证修复体𬌗面在各斜面的厚度一致。

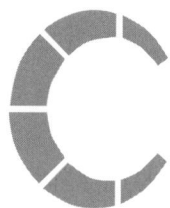

实训七

后牙铸造金属全冠的牙体预备

◆ **病例导入**

患者，女性，68岁，右下后牙2周前于牙体牙髓科行根管治疗，现无明显症状，来修复科要求冠修复。根据临床检查46牙冠大面积树脂充填，影像学检查46牙已行完善根管治疗，诊断为"46牙体缺损"。医患沟通后患者要求行纯钛金属全冠修复，作为经治医师，应如何进行牙体预备？

◆ **知识要点**

后牙铸造金属全冠是用铸造工艺完成的覆盖整个后牙牙冠表面的金属修复体。它通常以金合金、纯钛、钴铬合金等材料铸造而成。金属全冠具有较大的强度，可用于各种牙体缺损的修复，也可以是固定桥的固位体，主要用于后牙修复。

1. 适应证

（1）后牙牙体存在严重缺损，固位形、抗力形较差者。

（2）后牙低殆、牙冠短小、邻接不良、错位牙改形，以及牙冠折断后需用修复体恢复正常解剖形态、邻接点、咬合以及排列关系者。

（3）可摘局部义齿的基牙缺损需要保护、改形者。

（4）固定义齿的固位体。

（5）患龋率高或牙本质过敏严重伴牙体缺损者。

2. 禁忌证

（1）要求不暴露金属的患者。

（2）对金属过敏的患者。

（3）牙体无足够修复空间者。

（4）牙体无足够固位形、抗力形者。

（5）龋坏牙齿的致龋因素未得到有效控制者。

◆ **技术操作**

一、学习要点

掌握后牙铸造金属全冠牙体预备的要求和方法。

二、操作规程

（一）简易流程

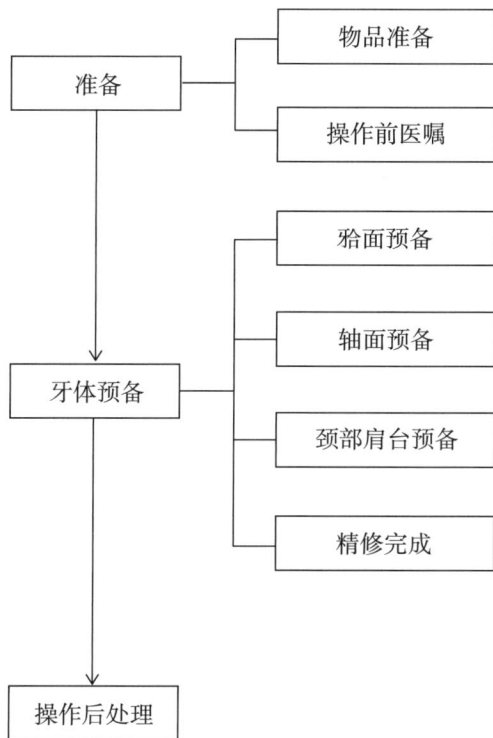

后牙铸造金属全冠
的牙体预备

（二）分步流程

▐ 准备

| 物品准备 |

口腔检查器械盒、无菌手套、一次性吸唾管、一次性三用枪头、防护镜、高速涡轮手机、金刚砂车针（型号：玛尼车针 BR－S45、TF－S23、TR－13、TR－11、TR－12、TR－13F、TR－13EF）、注射器、注射针头、阿替卡因肾上腺素注射液、消毒棉签、排龈刀、排龈线、眼科剪刀。

| 操作前医嘱 |

与患者充分交流，告知其牙体预备过程中可能出现的不适，指导患者在牙体预备过程中放松，如有不适举手示意，并与患者核对牙位后调整椅位。

牙体预备

𬌗面预备

◆ 首先用 BR - S45 金刚砂车针在𬌗面近、远中和中央窝各磨出一个 1mm 深的洞，将各个洞连接成指示沟，并延伸至近远中边缘嵴。

◆ 用 TF - S23 金刚砂车针在颊舌侧发育沟、牙尖三角嵴处制备出 1mm 深的指示沟，并与前一步制备出的指示沟相连，将𬌗面切割成岛状。

◆ 磨除指示沟之间的牙体组织。可以先磨除一半，保留另一半作为对照。

◆ 用 TR - 13 金刚砂车针沿功能尖外斜面磨除牙体组织，形成宽约 1.5mm 的斜面，功能尖斜面与牙体长轴成 45°角。

轴面预备

◆ 颊、舌面预备。

1）用 TR - 13 金刚砂车针在颊、舌侧的中央及近、远中轴线角处制备出 3 条平行于牙体长轴的指示沟，其深度为车针圆头的一半进入牙体组织。

2）用 TR - 13 金刚砂车针磨除颊、舌侧指示沟之间的牙体组织（可以先磨除颊或舌面一半，保留另一半作为对照），尽量向邻面扩展，最后留下牙间接触点区牙体组织，同时在龈端形成深 0.5mm 的圆凹形肩台。

◆ 邻面预备。用 TR - 11 金刚砂车针先从颊、舌侧开始预备接触点区的牙体组织，使预备牙与邻牙完全分离，注意保护邻牙，慢慢通过邻面，尽量让车针与邻牙间存留一薄层牙釉质，最后可自行脱落。待预备出足够空间后换用 TR - 12 金刚砂车针预备邻面，同时在邻面形成深 0.5mm 的圆凹形肩台。

颈部肩台预备

将排龈线压入龈沟内 2~3 分钟，使游离龈缘退缩，对疼痛敏感的患者需在阿替卡因肾上腺素注射液局部麻醉下进行，用 TR - 13F 金刚砂车针沿牙颈部制备位于龈上或齐龈、宽度为 0.5mm、光滑、连续的圆凹形肩台。

精修完成

◆ 𬌗面修整。检查前伸与侧方运动时𬌗面预备量是否足够，必要时修整，再用 TR - 13EF 金刚砂车针修整𬌗面使其光滑，使点线角圆钝。

◆ 轴面修整。用 TR – 13F 金刚砂车针去除倒凹，调整聚合度（2°～5°），完善就位道，再用 TR – 13EF 金刚砂车针修整轴面使其光滑，使点线角圆钝。

◆ 精修颈缘。用 TR – 13EF 金刚砂车针修整颈缘，形成清晰、连续、光滑的颈缘线。

▌操作后处理

◆ 预备面涂布氟化物，以防脱矿，活髓牙需要脱敏处理。

◆ 取出排龈线，制取印模。

◆ 临时冠修复，清理患者口腔及面部残留印模材料，告知术后注意事项。

三、注意事项

（1）注意颈部形成宽约 0.5mm、清晰、连续、光滑的肩台，避免形成无基釉。

（2）轴面预备无倒凹，调整聚合度为 2°～5°，车针尽量与牙体长轴平行，注意避免聚合度过大。

（3）牙冠较短时可适当增加固位沟等辅助固位形预备。

（4）邻面预备时要选较细车针，尽可能贴近预备牙邻面接触区，注意保护邻牙，可采用上下拉锯动作沿颊舌方向慢慢通过邻面，尽量让车针与邻牙间存留一薄层牙釉质，这层牙釉质可在磨除过程中自行脱落。

（5）牙体预备过程中应充分体现爱伤意识，尽量消除患者紧张情绪，动作轻柔，体位正确，避免损伤口腔组织，保证患者舒适。

◆ 链 接

1. 肩台的位置与不同形式 肩台的位置分为龈上 1mm、齐龈、龈下 0.5～1mm。在临床上，肩台的位置根据修复体固位、牙冠𬌗龈高度、缺损或充填物与牙龈的位置关系、美观等因素而定。铸造金属全冠一般采取龈上肩台，牙冠较短者也可采用齐龈肩台。

肩台的形式可分为羽状肩台、圆凹形肩台、直角肩台、135°肩台等形式，在临床上，根据修复体材料、修复体固位、美观等因素而定。铸造金属全冠一般采取 0.5mm 宽的圆凹形肩台，在需尽量保留牙体组织的情况下也可采取羽状肩台。

2. 导模的制作 制作正中矢状面预备量硅橡胶导模时，按照硅橡胶说明将膏剂和催化剂混合揉搓充分混合后，将适量面团样硅橡胶覆盖在预备牙和近远中各至少1颗邻牙，同时要求硅橡胶至少覆盖预备基牙的颈缘以下5mm（图7-1）。待硅橡胶凝固后取下，用手术刀沿预备牙正中矢状面切开形成硅橡胶导模，用于检查预备量和预备体形态（图7-2）。

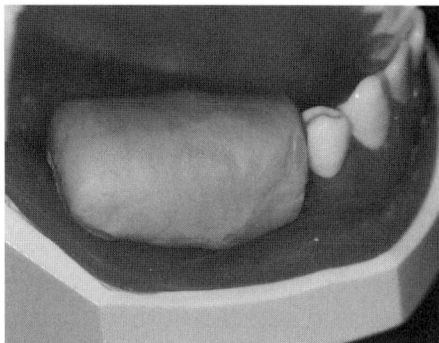

图7-1 硅橡胶导模

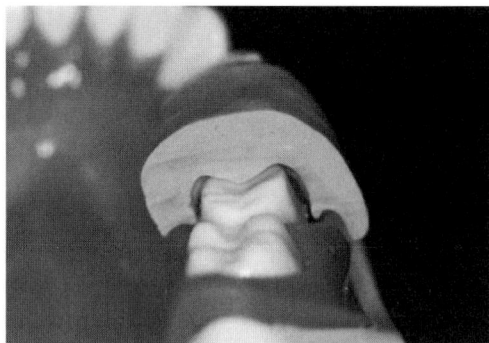

图7-2 硅橡胶导模正中矢状面切开检查预备体

◆ **考点提示**

（1）牙体预备过程中请注意患者体位与医师体位正确，充分体现爱伤意识，动作轻柔，注意保护口腔软、硬组织。

（2）牙体预备过程中请注意选择正确车针，及时更换车针。

（3）轴面预备无倒凹，预备体最大直径位于颈缘。

（4）轴面聚合度调整为2°～5°，注意避免聚合度过大。

（5）注意保护邻牙，避免损伤邻牙。

（6）注意颈部形成宽约0.5mm、清晰、连续、光滑的肩台。

（7）注意点线角圆钝，避免形成薄壁弱尖。

（8）注意检查牙体预备量，避免预备量过大或过小。

◆ **思 考 题**

1. 为后牙铸造金属全冠做牙体预备时，错误的是（　　　）

A. 轴面聚合度以2°～5°为宜　　　　B. 上颌牙舌尖斜面不必多磨

C. 𬌗面磨除一般为0.5～1mm　　　　D. 各轴面角的线角磨圆钝

E. 预备体最大直径位于颈缘

正确答案：B

答案解析：上颌牙舌尖斜面为功能尖，必须形成宽约 1.5mm 的功能尖宽斜面。

2. 铸造金属全冠邻面预备的目的是(　　)

    A. 将预备牙与邻牙分开　　　　　　B. 消除邻面倒凹

    C. 预备出全冠邻面间隙　　　　　　D. 形成就位道

    E. 以上都对

正确答案：E

答案解析：铸造金属全冠邻面预备的目的是使预备牙与邻牙完全分离，消除邻面倒凹，预备出全冠邻面间隙，预备出邻面肩台，形成全冠就位道，同时需保护邻牙。

3. 铸造金属全冠的适应证为(　　)

    A. 固定义齿的固位体　　　　　　　B. 修改牙齿外形、恢复咬合

    C. 后牙牙体严重缺损　　　　　　　D. 牙本质过敏严重伴牙体缺损

    E. 以上都是

正确答案：E

答案解析：记忆题。

4. 后牙铸造金属全冠牙体预备时，肩台宽度为(　　)

    A. 0.5mm　　　　B. 1mm　　　　C. 1.2mm　　　　D. 1.5mm

正确答案：A

答案解析：记忆题。

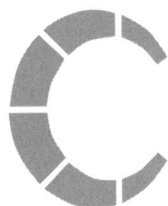

实训八

后牙烤瓷固定桥的牙体预备

◆ 病例导入

患者，男性，40岁，46牙拔除5个月，拔牙窝愈合良好，45、47活髓牙，无松动，无倾斜，颌间距大于4mm，影像学检查45、47牙根尖无明显异常，牙槽骨无明显吸收，来本院修复科要求修复缺失牙。根据患者症状、临床检查，结合影像学检查，诊断为"下颌牙列缺损"。医患沟通后患者选择烤瓷固定桥修复，医师应该如何进行牙体预备？

◆ 知识要点

固定桥是修复牙列缺损中的一个或几个缺失的天然牙，恢复其解剖形态和生理功能的一种修复体。其利用缺牙间隙两端或一端的天然牙或牙根作为基牙，在基牙上制作固位体，并与人工牙连接成为一个整体，通过粘接剂粘固在基牙上，患者不能自行摘戴，其结构与桥梁相似，称之为固定桥。固定桥修复的要求如下。

1. 缺牙的数目 最适合于牙弓内少数牙缺失的修复，基牙能承担缺牙区传递的殆力。

2. 缺牙的部位 牙弓任何部位的少数缺牙，基牙条件满足要求均可。对后牙末端游离缺失的患者，一般不考虑固定桥修复。

3. 基牙的条件

（1）牙冠殆龈高度合适、形态正常，牙体硬组织健康。

（2）牙根应粗壮并有足够的长度。

（3）最好是健康的活髓牙，或进行完善的牙髓治疗，病变已愈合者。

（4）基牙牙周组织必须健康，牙槽骨吸收最多不能超过根长的1/3。

（5）基牙位置基本正常，无过度的扭转或倾斜移位，个别严重错位的牙，也可牙髓失活后用桩核改变牙冠轴向并用作基牙。

4. 咬合关系 有合适的殆龈距离，邻牙无倾斜，对颌无伸长。

5. 缺牙区牙槽骨 一般在拔牙后3个月，牙槽嵴的吸收趋于稳定。

6. 年龄 除年轻恒牙，对临床牙冠短、髓腔大、髓角高、根尖部未完全形成等需要注意。

7. 口腔卫生情况 患者必须保持口腔清洁卫生，形成良好的口腔卫生习惯。

8. 余留牙情况 余留牙是否有不良修复体、龋齿、牙周病和根尖周病等，若有，应尽可能治疗。

◆ **技术操作**

一、学习要点

掌握后牙烤瓷固定桥的牙体预备方法、牙体预备量及肩台要求、共同就位道的确定方法。

二、操作规程

（一）简易流程

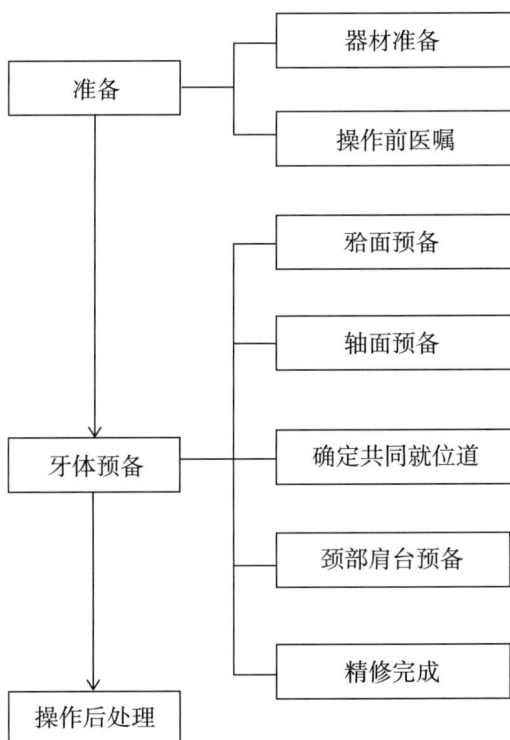

（二）分步流程

准备

物品准备

口腔检查器械盒、无菌手套、一次性吸唾管、一次性三用枪头、防护镜、高速涡轮手机、金刚砂车针（型号：玛尼车针 BR－S45、TF－S23、TR－13、TR－11、TR－12、TR－13F、TR－13EF）、注射器、注射针头、阿替卡因肾上腺素注射液、消毒棉签、排龈刀、排龈线、眼科剪刀。

操作前医嘱

与患者充分交流，告知其牙体预备过程中可能出现的不适，指导患者在牙体预备过程中放松，如有不适举手示意，并与患者核对牙位后调整椅位。

牙体预备

𬌗面预备

◆ 首先用 BR-S45 金刚砂车针在𬌗面近、远中和中央窝各磨出一个 1mm 深的洞，将各个洞连接成指示沟，并延伸至近远中边缘嵴。

◆ 用 TF-S23 金刚砂车针在颊舌侧发育沟、牙尖三角嵴处制备出 1mm 深的指示沟，并与前一步制备出的指示沟相连，将𬌗面切割成岛状。

◆ 磨除指示沟之间的牙体组织。可以先磨除一半，保留另一半作为对照。

◆ 用 TR-13 金刚砂车针沿功能尖外斜面磨除牙体组织，形成宽约 1.5mm 的斜面，功能尖斜面与牙体长轴成 45°角。

轴面预备

◆ 颊、舌面预备。

1）用 TR-13 金刚砂车针在颊、舌侧的中央及近、远中轴线角处制备出 3 条平行于牙体长轴的指示沟，其深度为车针圆头的一半进入牙体组织。

2）用 TR-13 金刚砂车针磨除颊、舌侧指示沟之间的牙体组织（可以先磨除颊或舌面一半，保留另一半作为对照），尽量向邻面扩展，最后留下牙间接触点区牙体组织，同时在龈端形成深 0.5mm 的圆凹形肩台。

◆ 邻面预备。用 TR-11 金刚砂车针先从颊、舌侧开始预备接触点区的牙体组织，使预备牙与邻牙完全分离，注意保护邻牙，慢慢通过邻面，尽量让车针与邻牙间存留一薄层牙釉质，最后可自行脱落。待预备出足够空间后换用 TR-12 金刚砂车针预备邻面，同时在邻面形成深 0.5mm 的圆凹形肩台。

确定共同就位道

平移口镜，调磨两基牙轴面，直到平移口镜时，两基牙预备体边缘线均位于口镜中心，达到就位道一致。

颈部肩台预备

将排龈线压入龈沟内 2~3 分钟，使游离龈缘退缩，对疼痛敏感的患者需在阿替卡因肾上腺素注射液局部麻醉下进行，用 TR-13F 金刚砂车针沿牙颈部制备位于龈上或齐龈、宽度为 0.5mm、光滑、连续的圆凹形肩台。

精修完成

◆ 𬌗面修整。检查前伸与侧方运动时𬌗面预备量是否足够，必要时修整，再用 TR-13EF 金刚砂车针修整𬌗面使其光滑，使点线角圆钝。

◆ 轴面修整。用 TR-13F 金刚砂车针去除倒凹，调整聚合度（2°~5°），完善就位道，再用 TR-13EF 金刚砂车针修整轴面使其光滑，使点线角圆钝。

◆ 精修颈缘。用 TR-13EF 金刚砂车针修整颈缘，形成清晰、连续、光滑的颈缘线。

◤操作后处理

◆ 预备面涂布氟化物，以防脱矿，活髓牙需要脱敏处理。

◆ 取出排龈线，制取印模。

◆ 临时冠修复，清理患者口腔及面部残留印模材料，告知术后注意事项。

三、注意事项

（1）邻面预备时要选较细车针，尽可能贴近预备牙邻面接触区，注意保护邻牙，可采用上下拉锯动作沿颊舌方向慢慢通过邻面，尽量让车针与邻牙间存留一薄层牙釉质，这层牙釉质可在磨除过程中自行脱落。

（2）牙冠较短时可适当增加固位沟等辅助固位形预备。

（3）基牙预备时必须形成共同就位道。

（4）牙体预备过程中应充分体现爱伤意识，尽量消除患者紧张情绪，动作轻柔，体位正确，避免损伤口腔组织，保证患者舒适。

◆ **链 接**

> 按照桥体龈端与牙槽嵴黏膜的接触关系，桥体分为接触式桥体和悬空式桥体。
>
> **1. 接触式桥体** 桥体的龈端与牙槽嵴黏膜接触。当固定桥行使咀嚼功能时，桥体对牙槽嵴黏膜起到按摩作用，利于黏膜组织健康，同时也有利于恢复发音功能。
>
> **2. 悬空式桥体** 桥体的龈端与牙槽嵴黏膜不接触，留有 3.0mm 以上的缝隙，此缝隙利于食物通过，有较好的自洁作用。适用于缺牙区牙槽嵴吸收过多的患者。

◆ **考点提示**

（1）注意颈部形成宽约 0.5mm、清晰、连续、光滑的肩台，避免形成无基釉。

（2）牙体预备时各轴面向𬌗方聚合度为 2°～5°，以保证固位体有足够的固位力。

（3）基牙预备时必须形成共同就位道。

（4）两端固位体固位力相差悬殊，一端固位力不足时，必要时需要增加基牙数目。

◆ **思 考 题**

1. 以下哪项为全冠修复体与固定桥的全冠固位体的区别（   ）

　　A. 具有共同就位道　　　　　　　B. 恢复生理功能

　　C. 保护牙体组织　　　　　　　　D. 恢复解剖外形

　　E. 具有固位形和抗力形

正确答案：A

答案解析：固定桥的各固位体间应有共同就位道。

2. 下列不属于固定桥的冠外固位体的是（   ）

　　A. 铸造金属全冠　　　　　　　　B. 铸造金属嵌体

　　C. 铸造金属 3/4 冠　　　　　　　D. 金属烤瓷全冠

　　E. 全瓷冠

正确答案：B

答案解析：嵌体属于冠内固位体。

3. 有关固定桥桥体龈端的描述，下列正确的是（   ）

　　A. 龈端与黏膜应紧密接触，避免食物嵌塞

    B. 应尽量扩大龈端与牙槽黏膜接触的面积

    C. 固定桥修复最佳时期为拔牙后1年

    D. 龈端应高度抛光

    E. 以上都不对

正确答案：D

答案解析：桥体的龈端应高度抛光且避免压迫黏膜，尽量减少与牙槽嵴的接触面积。

4. 下列操作中可能损伤牙髓组织的是(　　　　)

    A. 活髓牙预备后行临时冠修复

    B. 采用水汽冷却条件下间歇性、短时间、轻压磨切方法磨除牙体组织

    C. 对同一牙备牙时采取少量多次的方法完成

    D. 颈部边缘在保证烤瓷牙强度及与牙体组织密合性的条件下尽量少磨切

    E. 对于伸长牙，考虑设计成龈上边缘

正确答案：C

答案解析：牙体预备应尽量一次完成，减少对牙髓组织的刺激，其他选项均为减少牙髓组织刺激的措施。

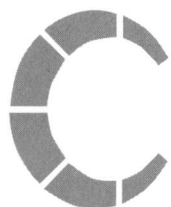

实训九

金属铸造桩核技术

◆ **病例导入**

患者，女性，48岁，21牙因大面积龋坏行根管治疗，检查21残冠，缺损位于龈上1.5~2mm，牙色暂封，无叩痛，无松动，牙龈未见明显异常，浅覆殆浅覆盖。根尖片示21根充恰填，根尖周未见异常。临床诊断为"21牙体缺损"。如21牙行金属铸造桩核及全冠修复，作为经治医师，金属铸造桩核的临床操作应如何进行？

◆ **知识要点**

1. 桩核的适应证

（1）临床牙冠大部分缺损，无法直接用冠类修复体修复者。

（2）临床牙冠缺损达龈下，牙根有足够的长度，可以通过牙周冠延长术或正畸牵引暴露缺损至少1.5mm。

（3）扭转或错位牙，无法采用正畸治疗者。

（4）畸形牙直接预备固位形不良者。

2. 桩核的要求 需要桩核冠修复的牙齿，剩余部分牙体组织一般无法为冠提供足够的固位形和抗力形，所以桩核的设计有其独特的固位形和抗力形要求。

（1）桩的长度（图9-1）。①桩的末端与根尖孔之间至少要有3~5mm的根尖封闭区。②桩长B至少等于临床冠高度A。③桩长B是根长C的2/3~3/4。④骨内桩的长度D应至少是骨内根长E的1/2。

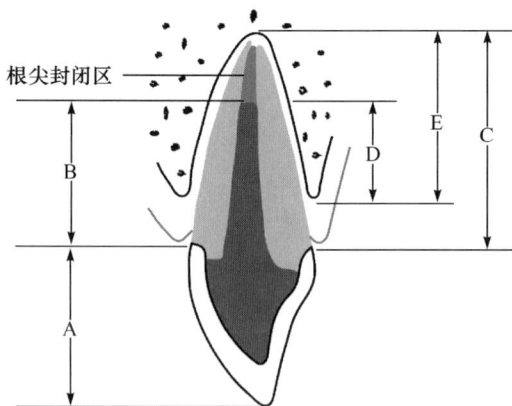

图9-1 桩的长度要求

A—临床冠高度；B—桩长；C—根长；D—骨内桩的长度；E—骨内根长

（2）桩的直径。理想的桩直径为牙根直径的1/4~1/3。

（3）桩的形态。①从龈-根尖向看，桩应不越过根管弯曲的部分。②从横截面看，桩应与根管截面一致。

（4）桩的表面外形。①根据桩的聚合度可以分为平行桩与锥形桩两种。②根据表面形态可以分为光滑、锯齿状、螺纹状等。

（5）桩核与根面的关系。最终全冠的边缘应位于健康牙体组织之上，且包绕剩余牙体组织1.5~2mm，因此，桩核修复后要求在核边缘下方有至少1.5mm的健康牙体组织，即牙本质肩领（ferrule，F）（图9-2）。

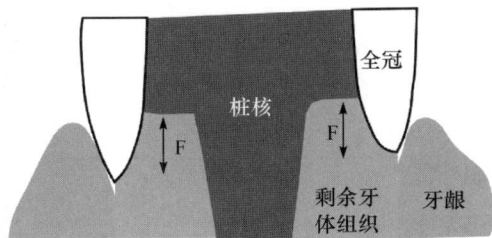

图9-2　牙本质肩领（F）

3. 金属桩核的制作方法

（1）直接法制取桩核熔模。多用于上前牙及前磨牙或牙数少时。

1）常规桩核蜡型成形。用嵌体蜡在口内直接制作桩核蜡型，包埋、铸造。

2）预成桩核蜡型成形。完成牙体及根管桩道预备后选择匹配的熔模桩插入根管内，在其上用嵌体蜡堆出核的熔模，进行包埋、铸造，再转临床口内试戴。

（2）间接法制取桩核印模，即印模法。完成牙体及根管桩道预备后，用橡胶类印模材料制取根管及邻近牙齿印模，灌注人造石或超硬石膏模型，转技工室在模型上制作桩核蜡型，包埋、铸造后在模型上试戴，合适后再转临床口内试戴。

◆ 技术操作

一、学习要点

掌握金属铸造桩核的牙体预备、印模制取，以及桩核的试戴及粘接技术。

二、操作规程

（一）简易流程

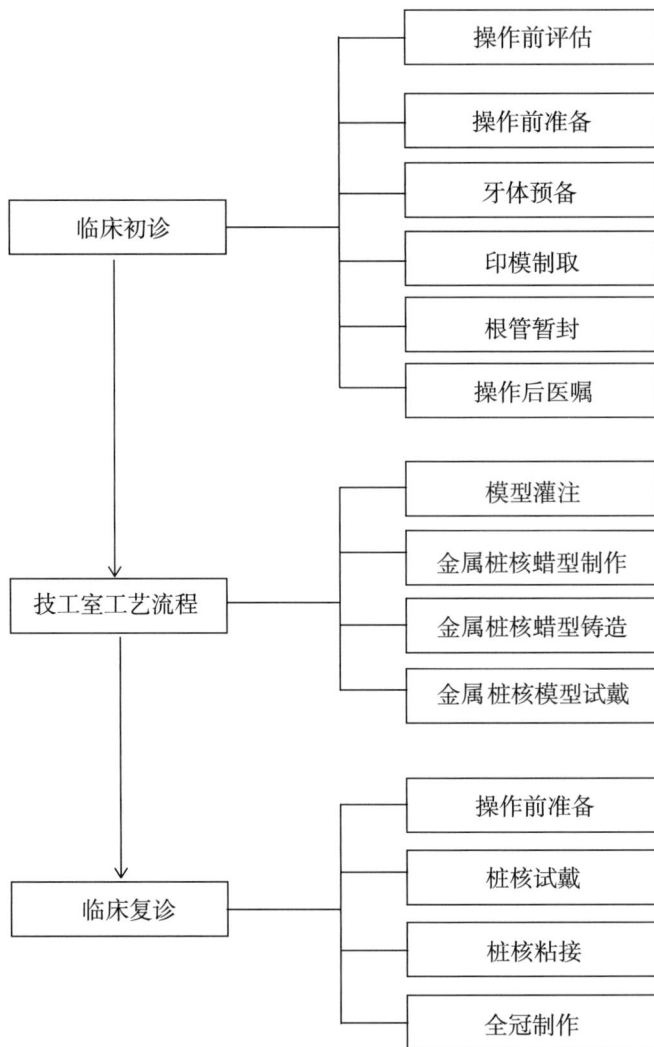

（二）分步流程

⬛ 临床初诊

▌操作前评估▐

◆ 患者一般情况。全身健康情况、用药史、过敏史等。

◆ 患牙情况。缺损大小、位置，剩余牙体组织情况，牙周健康状况，咬合情况。

◆ 辅助检查。根管治疗后行 X 线片检查评估根管治疗效果及根尖周病变情况。

▌ 操作前准备 ▌

◆ 物品准备。

1）常规物品准备。一次性口腔检查器械盒、一次性手套、一次性三用枪头、一次性吸唾管、一次性漱口杯。

2）牙体预备物品准备。高速手机及金刚砂车针（型号：玛尼车针 TR-11、TR-13、TF-13、TF-22、WR-13 等全冠牙体预备车针）、慢速弯机及车针（G 钻系列型号、P 钻系列型号）。

3）印模及其他物品准备。合适的上下颌托盘、硅橡胶印模材料及自动调拌机（轻体＋重体）、藻酸盐印模材料、调拌碗、调拌刀、螺旋输送器、金属增强丝、计时器、暂封膏、水门汀充填器。

◆ 术前准备。

1）术前谈话。向患者交代病情、治疗计划、预后，签订知情同意书，介绍治疗流程及可能出现的不适。

2）体位和灯光调整。调整患者和术者的体位、椅位，调节灯光于预备牙位。

▌ 牙体预备 ▌

◆ 初始全冠牙体预备。

1）根据最终所选的全冠修复体的要求进行剩余牙体组织的磨除，此时全冠边缘不必做出龈下边缘，也不需要抛光修整。

2）去除旧充填体、龋坏组织，保留健康牙体组织。

3）去除薄壁弱尖和髓腔倒凹，去除无基釉，预估最终边缘的位置，保证牙本质肩领处厚度不小于 1mm，高度不小于 1.5mm。

◆ 根管桩道预备。

1）根据 X 线片，了解根管长短、粗细、走向和根充情况，同时参考牙体治疗记录，确定桩的长度，并用橡皮止动片标记于扩孔钻上。

2）取出部分根充材料。根据桩设计的长度取出根充材料，保留 3~5mm 根尖封闭区，根管壁的牙胶必须去除干净，否则可能影响最终的就位及粘接效果。根充材料的去除有机械法和热力法。其中机械法较为常用，选择适合粗细的 G 钻，低速进钻，去除多余的牙胶，直至预定的工作长度。也可以采用热力法，选择适合粗细的携热器或垂直加压器，直接去除多余的牙胶。

3）根据根管的粗细、长度、外形，使用 P 钻，由细到粗，低速进钻，做上下提拉动作，逐级去除根管壁的倒凹，将根管壁修整平滑，并将根管预备制预定的工作长度。

印模制取

◆ 材料选择。目前多采用橡胶类印模材料等强度较高的印模材料，例如聚醚橡胶印模材料和硅橡胶印模材料，硅橡胶印模材料需要轻体配合重体一起使用。

◆ 托盘的选择。一般建议使用无孔金属托盘，要求托盘比牙列宽2~3mm，托盘翼缘距黏膜皱襞2~3mm，长度应覆盖整个牙列，托盘不影响嘴唇运动，系带处有相应的切迹。托盘上涂布托盘粘接剂，防止脱模。

◆ 根管内吹干，将硅橡胶轻体印模材料用螺旋输送器顺时针方向导入到根管内并充满，插入提前准备好的金属或塑料增强丝，再将轻体印模材料注满根面，同时托盘上打入机混硅橡胶重体，托盘口内就位，等待3~5分钟凝固。

◆ 顺根管方向取下托盘，检查印模中桩道与冠方剩余牙体组织部分的阴模是否完整、无气泡，表面应光滑、清晰，硅橡胶与增强丝无分离和脱模。

◆ 调拌藻酸盐印模材料，制取对颌模型。

根管暂封

根管口用氧化锌水门汀或玻璃离子水门汀暂封。

操作后医嘱

暂时不用患侧咀嚼，正常刷牙，注意口腔卫生，若有不适及时随诊。

技工室工艺流程

模型灌注

灌注超硬石膏模型，注意勿碰触桩道部分，防止变形。

金属桩核蜡型制作

用石蜡油对根面的石膏进行充分浸泡。根据上下颌模型的咬合关系大致确定桩核的方向和形态。将均匀烤软的嵌体蜡线烤制成与根管粗细、长短类似的锥形蜡条，趁热填入根管，使之充满根管内；将金属增强丝烧热后插入根管中央，直达根管最底部，使蜡熔化充满根管，等蜡凝固后顺就位道反方向小心取下蜡型，检查桩道蜡型是否完整、有无气泡。如不完整可加蜡修整或重新开始，直至合适然后放回根管内。冠方添加并修整嵌体蜡，形成蜡核。注意每次重新开始时都需要重新涂布石蜡油。在金属丝上均匀加一层蜡作为铸道，并制作储金球，并用蜡将铸道固定在铸造底座上。

金属桩核蜡型铸造

常规包埋、铸造、开圈、喷砂、切割分离桩核。

金属桩核模型试戴

检查铸件是否有铸造缺陷，如砂眼、缩孔等，如果出现明显的上述缺陷，需要重新制作。检查桩核组织面是否有小瘤子、结节等，若有，需要调改。检查桩核就位情况，可以用高点指示剂喷洒到桩核表面，再将其往模型上试戴，逐一查找阻碍点或进入倒凹的区域并调磨，逐渐就位。检查上下颌咬合情况，并调改桩核形态直至合适。

临床复诊

操作前准备

◇ 物品准备。

1）常规物品准备。一次性口腔检查器械盒、一次性手套、一次性三用枪头、一次性吸唾管、一次性漱口杯、纸巾。

2）牙体预备物品准备。高速手机及金刚砂车针（型号：玛尼车针 TR－11、TR－13、TF－13、TF－22、WR－13 等全冠牙体预备车针）、慢速直手机及车针（金刚砂磨头）。

3）印模及其他物品准备。合适的上下颌托盘、硅橡胶印模材料及自动调拌机（轻体＋重体）、藻酸盐印模材料、调拌碗、调拌刀、高点指示剂、计时器、暂封膏、水门汀充填器。

◇ 术前准备。

1）术前谈话。向患者交代此次治疗的流程及可能出现的不适。

2）体位灯光调整。调整患者和术者的体位、椅位，调节灯光于预备牙位。

桩核试戴

◇ 去除根管内暂封物，清洗。

◇ 检查桩核在模型上的就位情况，检查桩核组织面有无金属小瘤等。

◇ 轻轻将桩核插入根管，探查就位情况，要求桩核就位无阻力，拿下时有固位力，根面与核相吻合。若桩核未完全就位，可用高点指示剂喷洒到桩核表面，再将其往根管内试戴，逐一查找阻碍点或进入倒凹的区域并调磨，逐渐就位。

桩核粘接

隔湿，酒精消毒根管及桩核，吹干。调拌水门汀，可用螺旋充填器将水门汀导入根管深处，插入铸造桩核，多余的水门汀溢出，等水门汀凝固后，去除多余的水门汀。

全冠制作

按照全冠要求进行牙体预备、排龈、印模制取、临时冠制作及交代注意事项。

三、注意事项

1. 桩核冠的禁忌证

（1）未行完善根管治疗者。

（2）剩余牙体组织无法提供足够固位形和抗力形者。

（3）大面积缺损达龈下，牙周冠延长或正畸牵引仍无法保证生物学宽度者。

2. 桩核修复时机选择　桩核冠修复的前提是完善的根管治疗。一般根管治疗后观察 1～2 周，无明显自发痛、叩痛等临床症状，原有瘘管已经完全愈合才可以进行桩核冠的修复。根据治疗前患牙牙髓情况，需要观察的时间长短不同。

（1）意外露髓或牙髓炎未累及根尖者，观察时间可缩短，根管治疗后 3 天，无临床症状，可以开始修复。

（2）病变累及根尖者，一般根管治疗后观察 1 周以上，没有临床症状方可修复。

（3）根尖病变范围较大者，应在完善的根管治疗后，待根尖病变明显变小，并无临床症状方可开始桩核冠修复。通常要观察 3 个月，拍 X 线片观察根尖病变变化情况。

（4）外伤性牙折伴根周膜挤压伤者，至少观察 1 周，无临床症状后可行修复。

（5）根尖病变存在瘘管的患牙，根管治疗后若瘘管仍长期不愈合，此时应行根尖手术，术后至少 2 周，瘘管消失，并且无临床症状方可行修复。

◆ **链　接**

> 如果磨牙大面积缺损，此时需要利用不同方向的双根管或三根管来获得固位形。一般选择与髓腔内壁方向相同的根管作为主桩，其他根管作为次桩。利用各根管完成的桩核可以相互分离，各桩核结合后完成桩核外形。可以制作两个或多个分体铸造桩结合在一起完成分裂桩，也可以利用预成桩配合铸造桩完成分裂桩。

◆ **考点提示**

1. 桩核的类型 根据桩的材料不同，可以分为金属桩和非金属桩。金属桩又分为金合金、钴铬合金、镍铬合金、钛合金等；非金属桩可分为纤维桩和陶瓷桩，其中纤维桩包括玻璃纤维桩、石英纤维桩和碳纤维桩等，陶瓷桩包括氧化锆桩和玻璃陶瓷桩等。根据桩核的制作方法不同，可分为预成桩和铸造桩。

2. 桩核冠的固位形和抗力形要求 主要包括以下几个方面：桩的长度、桩的直径，以及桩核与根面的关系。

◆ **思 考 题**

1. 以下情况属于桩核冠修复适应证的是（　　）

　A. 根管壁侧穿

　B. 根管治疗后 1 周，瘘管未闭合

　C. 牙髓炎未累及根尖，根管治疗后 3 天

　D. 前牙斜折达根中 1/3 者

　E. 根管弯曲细小

正确答案：C

答案解析：记忆题。

2. 在桩核冠修复中最终完成的全冠修复体要覆盖的牙本质肩领高度应为（　　）

　A. 0.5～1mm　　　B. 1～1.5mm　　　C. 1.5～2mm　　　D. 2～2.5mm

　E. 2.5～3mm

正确答案：C

答案解析：记忆题。

3. 关于铸造桩的说法中，错误的是（　　）

　A. 根尖封闭材料不少于 4mm

　B. 保证使用的铸造金属有较好的强度

　C. 保证桩处于牙槽骨内的长度大于根处在牙槽骨内长度的 2/3

　D. 桩的直径一般不超过根径的 1/3

　E. 保证桩的长度不小于临床牙冠的长度

正确答案：C

答案解析：记忆题。骨内桩长不低于骨内根长的 1/2 即可。

4. 桩的直径应为（　　）

A. 根径的 1/5   B. 根径的 1/3   C. 根径的 1/2   D. 根径的 2/3

E. 根径的 3/4

正确答案：B

答案解析：记忆题。桩的直径应为根径的 1/3，太粗容易去除过多的根管壁牙本质，导致牙根抗力削弱，太细桩本身强度不够，容易导致变形弯曲。

5. 桩核冠修复中，对残冠处理错误的是(   )

A. 去除腐质   B. 去除无基釉

C. 去除薄壁弱尖   D. 尽可能保留剩余牙体组织

E. 沿龈乳头将残冠磨成平面

正确答案：E

答案解析：牙本质肩领高度大于或等于 1.5mm，厚度大于或等于 1mm。

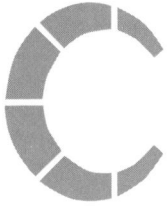

实训十

全瓷贴面的牙体预备

◆ **病例导入**

患者，女性，28 岁，自幼生活在高氟区，前牙黄染，影响美观。经口腔检查后诊断为"中度氟斑牙"，拟行全瓷贴面修复（铸瓷）。应如何进行牙体预备？

◆ **知识要点**

1. 贴面和全瓷贴面

（1）贴面修复是采用粘接技术，对牙体表面缺损、着色、变色、畸形等情况，在保存活髓、少磨牙或不磨牙的情况下，用修复材料直接或间接粘接覆盖，以恢复牙体的正常形态或改善其色泽的一种修复方法。

（2）按照材料贴面分为全瓷贴面和树脂贴面。按照在口内或者口外完成的方式分为直接贴面和间接贴面。

（3）全瓷贴面是覆盖到牙面上的薄瓷层结构，它属于间接法制作的贴面。完成牙体预备后制取印模灌注模型，在模型上完成修复体，最后粘接于牙面上完成修复。这类修复体可用于改善变色牙的颜色、改善畸形牙的形态以及关闭牙间隙等。

（4）全瓷贴面相对于全瓷冠，在保存牙体、保护牙髓方面具有明显的优势，由于全瓷贴面在美观效果、抵抗磨损、色泽稳定性、边缘密合性、牙龈刺激性等方面优于树脂贴面，使之成为牙齿美学修复的常用方法之一。

2. 适应证

（1）牙体缺损。釉质发育不全、龋损、外伤等因素导致的未累及牙髓的牙面或切端缺损。

（2）牙体形态异常。畸形牙、过小牙等。

（3）牙体排列异常。轻度错位牙、扭转牙、前牙散在间隙等，而患者不接受正畸治疗者。

（4）牙体颜色异常。四环素牙、氟斑牙等。

3. 禁忌证

（1）上颌牙严重唇向错位、移位，或严重舌向错位、反𬌗；下颌严重深覆𬌗，或下颌唇面严重磨损无间隙者。

（2）牙间隙过大、牙列严重拥挤排列不齐、中线过度偏移。

（3）牙齿缺损较大、重度釉质发育不全者。

（4）有夜磨牙或咬异物等不良习惯者。

（5）口腔卫生差未经牙周治疗者。

4. 全瓷贴面牙体预备

（1）预备原则。

1）尽量减少牙体预备量，牙体预备应尽量控制在釉质层。

2）牙体预备应均匀适量，保证贴面有一定的厚度，有足够修复空间来完成修复体的正常形态。

3）预备体应圆滑，避免出现尖锐的线角，无影响贴面就位的倒凹。预备体边缘呈光滑、连续的浅凹形，边缘线应位于釉质层以利于边缘封闭，并尽量位于易清洁区。

4）龈边缘最理想的是无角肩台，位置可齐龈、龈上或者龈下。

5）应有足够的釉质粘接面以提供有效的粘接。

（2）基牙预备量。尽量少磨牙，尽可能位于釉质层内，以利于粘接防止牙过敏。但基牙的预备量要能保证贴面的厚度，防止外形过突。在牙扭转、错位、变色等情况下，应适当调整预备量。国人牙釉质的厚度中切牙约为1mm，向牙颈部逐渐变薄约为0.5mm。侧切牙较中切牙薄0.1mm。因此，基牙唇面预备量在切端约为0.7mm、中部约为0.5mm、颈部约为0.3mm，由切缘向颈部逐渐变薄。

（3）边缘的位置和形态。颈部边缘齐龈或者龈上利于牙周组织健康，但在基牙严重变色或对美观要求较高者，为了更好地恢复牙颈部美观，可将边缘放在龈缘稍下方。邻面的边缘通常位于邻接点的稍前方，保留牙原有的邻接关系，但要保证贴面与牙的交界线从外面观察不到。有时也需要用贴面来恢复邻接关系。边缘形态为光滑的浅凹形。

（4）切缘形态。按照切端牙体组织与贴面的对接关系可以分为3型。①开窗型：唇面磨除0.5～0.8mm，在唇侧切缘处形成肩台，切缘不做预备。②对接型：除唇面预备外，切缘磨除1～1.5mm，瓷贴面与切缘端端相接。③包绕型：除唇面和切缘预备外，舌侧切端磨除0.5～0.8mm，并形成肩台。3种预备方式的选择与美观需求、咬合关系、切端是否需要加长、切端是否有足够的厚度、牙冠外形等因素有关。从贴面强度和审美的角度出发，切缘磨除1～1.5mm较为合适。

◆ **技术操作**

一、学习要点

掌握全瓷贴面的适应证、牙体预备的原则和操作方法。

二、操作规程

（一）简易流程

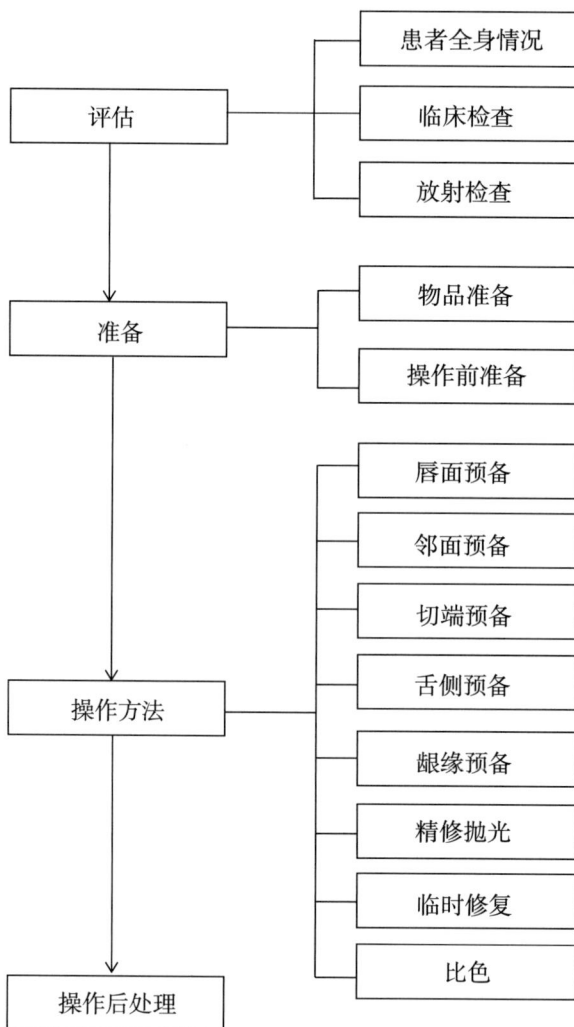

（二）分步流程

▌评估

患者全身情况

体健，否认全身系统性疾病，否认药物过敏史。

| 临床检查 |

全口牙齿散在的白垩色斑点或斑块，个别部位可见棕染，釉质表面完整；未见龋坏；中线齐，覆𬌗覆盖正常；牙龈颜色质地正常。

| 放射检查 |

根尖片示前牙区牙根及牙周膜未见异常。

准备

| 物品准备 |

一次性口腔检查器械、防护镜、高速手机、车针、硅橡胶印模材料、藻酸盐印模材料、排龈刀、排龈线、比色板、金刚砂条等。

| 操作前准备 |

◆ 牙位核对。确认治疗牙位。

◆ 术前谈话。与患者沟通，告知治疗方案及预期效果，签订知情同意书。

◆ 术前照相。

操作步骤

| 唇面预备 |

◆ 唇面预备分两个平面进行，龈端1/3~1/2和切端1/2~2/3。颈部釉质很薄，一般颈部预备0.3~0.5mm，切端预备0.5~0.8mm。依据患牙染色程度采取不同的预备量。

◆ 首先用金刚砂深度指示车针在颈部形成0.3~0.5mm的指示沟、在切端形成0.5~0.8mm的指示沟，然后用圆头锥形车针分别去除龈端1/2和切端1/2的指示沟之间的剩余牙体组织，最后用车针圆形末端在齐龈或龈上0.5mm的位置形成小的无角肩台，形成龈缘的初步形态。使用金刚砂深度指示车针能够有效控制牙体预备量。

| 邻面预备 |

◆ 邻面预备是唇面预备的延续，邻面预备要保证有足够的预备量，但不应该破坏邻接区，最多可进入邻接区1mm，同时应使用金刚砂条锉开少许邻接区，以便代型锯开时不破坏邻面。

◆ 邻面的预备一般位于邻接点的稍前方,如需要恢复邻接关系则应超过邻接点止于舌侧。

◆ 预备邻面时务必使车针长轴与牙体长轴保持一致。

切端预备

◆ 切端有3种预备形式。①第一种,唇面预备终止到切缘,切端长度保持不变,即为开窗型。②第二种,切缘有少量预备或磨短,瓷覆盖切缘形成端对端接触,即为对接型。③第三种,切缘有少量预备或磨短,且预备至舌面切端下缘1mm左右,在舌面形成终止线,即为包绕型。

◆ 第一种切端不需要磨短。后两种根据切端是否需要加长决定切端磨除量,不需要加长时切端约磨除1mm。磨除时使用已知直径的车针做深度指示,然后用圆头锥形车针去除指示沟之间的牙体组织。

舌侧预备

只有包绕型涉及切端舌侧的预备,舌侧的边缘线在舌面切端下1~3mm的位置,离开正中咬合接触区至少1mm,与邻面边缘线顺接。用圆头锥形车针形成0.5mm深的无角肩台,保持车针与舌面平行。

龈缘预备

◆ 肩台可位于龈下0.5mm或齐龈。齐龈肩台简便可视,不刺激牙龈;龈下肩台美观,需排龈。

◆ 使用圆头锥形车针形成0.3~0.5mm的无角肩台,要求光滑、连续,牙体预备在釉质层完成。一般预备量为0.3~0.5mm。

精修抛光

目的是去除可能导致贴面应力集中的尖锐点线角,使边缘线光滑、连续。最后使用专用的抛光车针完成抛光。

临时修复

◆ 一般不做临时修复体。术后敏感明显或患者坚持要做时,使用暂时冠树脂制作,可以点酸蚀以增强固位。

◆ 戴牙时务必去除全部临时修复体,不要破坏预备体结构和边缘完整。

| 比色 |

包括基牙预备体的比色和邻牙及对颌牙的比色两部分。

▌操作后处理

技工室加工制作，临床复诊，试戴、粘接。

三、注意事项

（1）适应证的选择应谨慎。

（2）贴面修复前，凡有牙龈炎者应先进行牙周治疗。

（3）贴面修复牙间隙，应注意美观协调，有时可以先正畸。对于间隙不协调者可以利用材料折光和视角差增加或减少牙齿突度、雕塑发育沟等方法来改善。

◆ **链 接**

---

1. 全瓷贴面牙体预备量的影响因素

（1）牙齿的相对位置。当牙向舌侧倾斜时，磨除量少；而当牙排列位置略靠向唇颊侧时，磨除量多。

（2）染色牙遮色的必要。对于染色较重的牙，唇侧预备量要较正常颜色的牙适当增加，若不能达到有效遮盖，更改设计。

（3）是否有牙间隙。牙间隙的存在往往可以减少预备量。

（4）肩台的位置。龈上肩台预备相对简单，预备量少，易于清洁，有利于牙周健康；龈下肩台美观，预备略难，预备量多，对牙龈的刺激性相对大。

（5）患者美观要求。要在牙体预备前了解患者对美观和颜色的要求和态度，这影响到遮色的程度、效果以及边缘位置的设计。

2. 全瓷贴面修复病例 详见图 10 - 1 ~ 10 - 6。

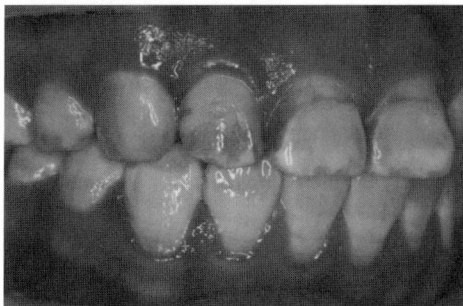

图 10 - 1 修复前右侧观

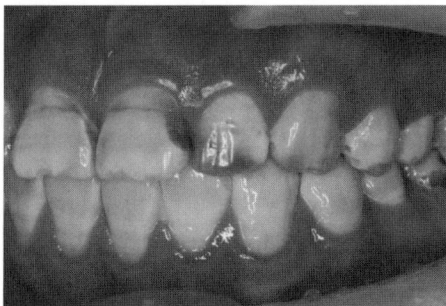

图 10 - 2 修复前左侧观

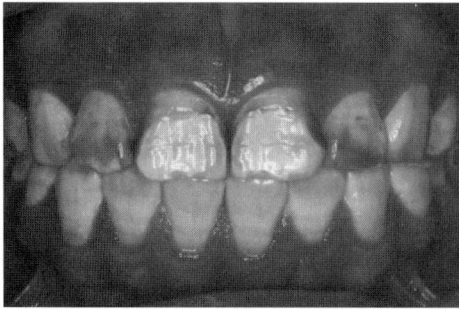

图 10 - 3　修复前唇侧观

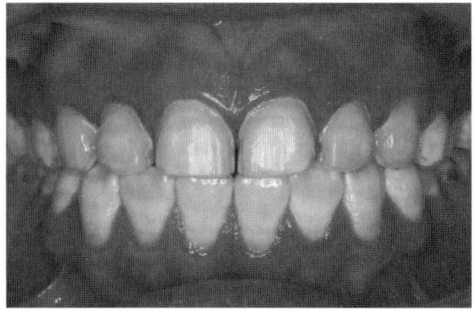

图 10 - 4　牙体预备后

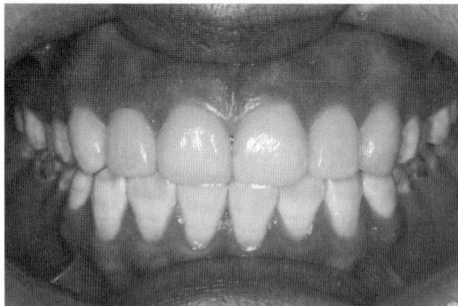

图 10 - 5　全瓷贴面修复后

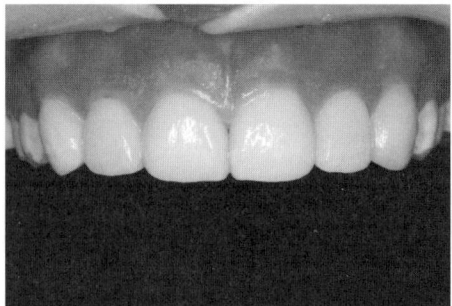

图 10 - 6　全瓷贴面修复后

◆ 考点提示

全瓷贴面的适应证、边缘的位置和形态，以及切端 3 种预备形式的要求。

◆ 思 考 题

1. 下列哪种情况不宜做贴面修复（　　）

　　A. 氟斑牙　　　　B. 轻度扭转牙　　　　C. 畸形牙　　　　　D. 咬合紧，夜磨牙

　　E. 四环素牙

正确答案：D

答案解析：夜磨牙患者，同时咬合又紧，贴面易损坏和脱落，不宜做贴面修复。

2. 贴面预备的肩台制备形式为（　　）

　　A. 90°肩台　　　　　　　　　　　　B. 135°肩台

　　C. 0.5mm 的有角肩台　　　　　　　D. 0.3mm 的无角肩台

　　E. 刃状肩台

正确答案：D

答案解析：使用圆头锥形车针形成 0.3～0.5mm 的无角肩台，要求光滑、连续。

3. 贴面修复切端的 3 种形式中切端长度保持不变的是(   )

A. 开窗型   B. 对接型   C. 包绕型   D. 开窗型和对接型

E. 对接型和包绕型

正确答案：A

答案解析：贴面修复切端的 3 种形式中切端不需磨短的是开窗型，对接型和包绕型切端有少量预备或磨短。

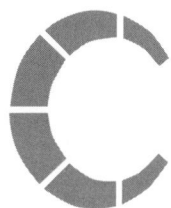

实训十一

全瓷贴面的粘接技术

◆ **病例导入**

　　患者，女性，28 岁，自幼生活在高氟区，前牙黄染，影响美观。经口腔检查后诊断为"中度氟斑牙"，患者选择全瓷贴面修复，现修复体已加工制作完成。那么应如何操作才能获得理想的修复效果和粘接效果？

◆ **知识要点**

　　1. 全瓷贴面的粘接机制

　　（1）全瓷贴面的粘接机制主要为牙齿和瓷贴面的表面处理以及硅烷偶联剂的应用。酸蚀和硅烷化能有效促进瓷贴面的粘接。

　　（2）牙釉质和牙本质经磷酸酸蚀后牙齿表面形成蜂窝状孔隙层，粘接树脂固化其中形成树脂突，起到机械锁合作用。瓷贴面经氢氟酸酸蚀后瓷表面形成许多微孔凹陷，加强瓷和树脂之间的机械嵌合作用。

　　（3）硅烷偶联剂的作用是使瓷中的二氧化硅（SiO_2）与树脂中的双酚 A 甲基丙烯酸缩水甘油酯（Bis – GMA）聚合体间产生一定的化学结合，并能使瓷和树脂之间的间隙变小。

　　2. 全瓷贴面的粘接类型　全瓷贴面的粘接主要分为牙釉质粘接和牙本质粘接。全瓷贴面牙体预备主要发生在牙釉质层，适用于改变颜色的氟斑牙、四环素牙、变色牙等。牙体预备量大则牙本质暴露，适用于需要改变形态的牙体较大面积缺损者，如冠折、龋坏等。牙釉质粘接剂分为全酸蚀粘接剂和自酸蚀粘接剂。

◆ **技术操作**

一、学习要点

熟悉全瓷贴面的粘接机制，掌握粘接的操作步骤和要点。

二、操作规程

（一）简易流程

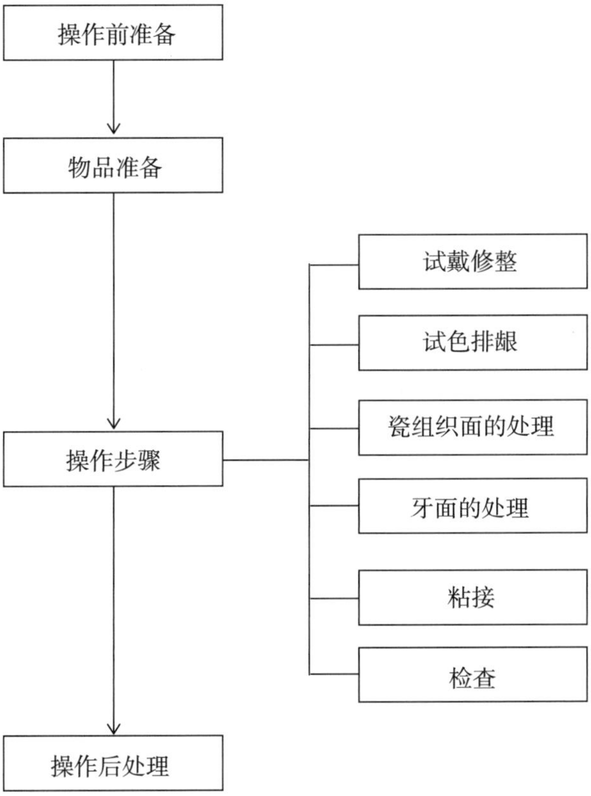

```
操作前准备
    ↓
物品准备
    ↓
操作步骤 ──┬── 试戴修整
          ├── 试色排龈
          ├── 瓷组织面的处理
          ├── 牙面的处理
          ├── 粘接
          └── 检查
    ↓
操作后处理
```

（二）分步流程

操作前准备

全瓷贴面修复体加工制作完成。

物品准备

一次性口腔检查器械、贴面粘接剂套装（以全酸蚀粘接系统为例，图 11 - 1）、金刚砂调磨磨头、抛光磨头、牙线、超声振荡器、照相机。

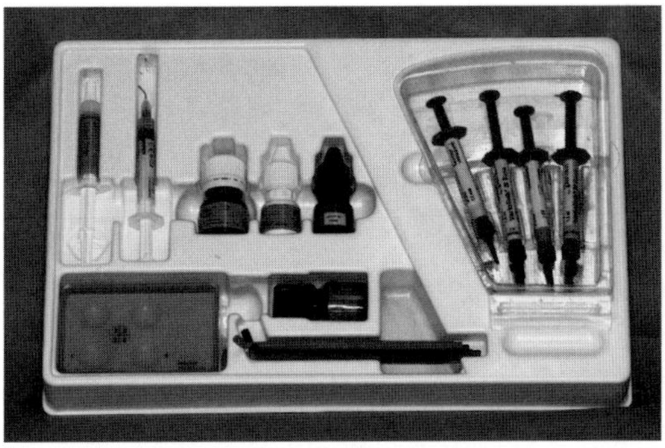

图 11 - 1　贴面粘接剂套装

操作步骤

| 试戴修整 |

试戴的内容包括检查贴面是否完全就位、边缘是否密合、形态大小是否协调、颜色是否匹配、接触区是否合适、咬合是否有干扰等。待患者确定满意后准备粘接。

| 试色排龈 |

为了获得更好的美学效果，建议先用试色糊剂进行试色，以找出最佳颜色的树脂粘接剂。对于正常颜色的预备牙，透明色一般可达到很好的效果。对于变色牙，需增加不透明封闭剂以达到遮色效果，但单独使用往往产生蜡白色效果。

| 瓷组织面的处理 |

- 使用 10% 氢氟酸酸蚀 30~60 秒。
- 95% 乙醇超声振荡 180 秒，务必冲洗干净，干燥。
- 涂布 1~2 层硅烷偶联剂，30~60 秒后吹干。

| 牙面的处理 |

- 清洁。
- 使用 37% 磷酸酸蚀 30~60 秒，对于牙本质暴露区需减少酸蚀时间，一般为 10~15 秒。
- 大量的蒸馏水冲洗 20 秒，吹干。如果牙本质暴露，确保牙本质不要吹得过干，保证微湿粘接。
- 涂布处理剂、粘接剂。

| 粘接 |

- 将粘接树脂涂布于贴面的组织面，薄薄一层，然后将贴面放置于牙面上轻轻按压紧贴牙面。如有必要也可将树脂粘接剂少量涂于牙面。
- 光照 3 秒，去除多余的粘接剂。
- 在修复体粘接边缘涂布氧隔绝剂。
- 牙线清洁邻面，光照 40 秒彻底固化。

| 检查 |

检查咬合关系，进行必要的调𬌗、抛光；检查贴面的颈缘、邻接、切缘等部位，不能形成悬突或不光滑的边缘。

操作后处理

照相，术后医嘱，定期复查。

三、注意事项

（1）严格隔湿，避免粘接界面被唾液、血液等污染。

（2）严格按照粘接技术各步骤的要求进行操作，粘接完成后要注意咬合关系，检查正中、侧方和前伸时有无早接触，应尽量减轻𬌗力，消除早接触。

（3）多余的粘接剂必须去除干净，防止刺激牙龈。

◆ 链 接

---••••--- **粘接效果的影响因素** ---••••---

（1）粘接面的处理。酸蚀和硅烷化是有效的粘接界面处理方法。

（2）粘接剂的厚度。粘接剂过厚和过薄都会降低粘接强度和抗剪切强度，理想的粘接剂厚度应小于 $50\mu m$。

（3）固化方式。分为化学固化、光固化和双重固化。光固化在贴面粘接中应用广泛，不适宜使用化学固化。

（4）口内粘接环境。隔湿和排龈是粘接前的重要环节。

◆ 考点提示

全瓷贴面的粘接机制和粘接时的注意事项。

◆ 思 考 题

1. 关于全瓷贴面的粘接技术，以下描述错误的是（　　）

A. 贴面粘接完成后可进行调𬌗

B. 粘接剂的厚度越厚越好，可增加其粘接强度

C. 全瓷贴面的组织面使用氢氟酸酸蚀，牙面使用磷酸酸蚀

D. 贴面粘接剂的固化方式多为光固化

E. 全瓷贴面的粘接主要发生在牙釉质层

正确答案：B

答案解析：粘接剂过厚和过薄都降低粘接强度和抗剪切强度，理想的粘接剂厚度应小于 $50\mu m$。

2. 关于全瓷贴面的粘接机制，以下描述错误的是(   )

A. 氢氟酸酸蚀可表面粗化，有利于形成微机械嵌合

B. 酸蚀后还应涂布硅烷偶联剂，以利于全瓷修复体与树脂水门汀之间形成化学结合

C. 酸蚀和硅烷化能有效促进瓷贴面的粘接

D. 全瓷贴面使用 37% 磷酸酸蚀

E. 瓷中的二氧化硅（SiO_2）与树脂中的双酚 A 甲基丙烯酸缩水甘油酯（Bis－GMA）聚合体结合使瓷和树脂之间的间隙变小

正确答案：D

答案解析：全瓷贴面使用氢氟酸酸蚀，牙釉质和牙本质使用磷酸酸蚀。

3. 在全瓷贴面的粘接过程中，以下描述错误的是(   )

A. 严格隔湿，避免粘接界面被唾液、血液等污染

B. 多余的粘接剂须去除干净

C. 粘接完成后要检查咬合关系

D. 正中、侧方和前伸时应无早接触

E. 牙本质暴露区需增加酸蚀时间

正确答案：E

答案解析：牙面使用 37% 磷酸酸蚀 30～60 秒，对于牙本质暴露区需减少酸蚀时间，一般为 10～15 秒。

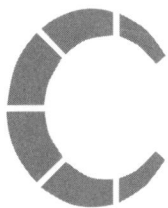

实训十二

后牙嵌体的牙体预备

◆ **病例导入** ◎

患者，女性，33岁，2年前左下后牙曾行树脂充填治疗，但充填材料反复脱落。2天前，充填材料再次脱落，现无明显疼痛，伴有食物嵌塞现象，拟行左下后牙嵌体修复治疗，应如何进行嵌体的牙体预备？

◆ **知识要点** ◎

嵌体是一种嵌入牙体内部，用以恢复牙体缺损形态和功能的修复体。嵌体牙体预备的要求如下。

1. 拍 X 线片 判断牙体缺损的部位、大小，以及牙髓状况、髓角位置。了解牙体缺损对邻牙及对颌牙有无影响，再确定嵌体的修复设计及修复材料。

2. 去尽腐质 为消除细菌感染，终止龋损进展，要将感染坏死的牙体组织彻底去除。脱矿层抗力不足，但为避免露髓可适量保留。

3. 预备具有固位形和抗力形的洞形

（1）用咬合纸仔细检查咬合接触关系，确定𬌗面的边缘设计位置能与正中接触点保持 1mm 的距离。

（2）用钨钢裂钻或金刚砂平头锥台形车针从𬌗面缺损或龋坏最宽处入手，根据缺损的深度与缺损边缘的位置形成𬌗面部分的洞形，同时去除悬釉，颊舌向的扩展应保证颊舌壁的抗力形。

（3）如𬌗面洞形最深处近髓，应垫底形成平面。

（4）制取印模前对外形轮廓进行修整，使各线角圆钝。

4. 邻𬌗洞形的制备

（1）在进入邻面的缺损预备时，注意不要伤及邻牙，根据邻面缺损的宽度形成箱形。箱形洞缘的龈阶和颊舌壁应在邻面接触区外，龈阶的宽度为 1mm。

（2）邻面洞缘应与邻牙间有间隙，便于制取印模时印模材料的进入。

◆ **技术操作** ◎

一、学习要点

（1）掌握后牙嵌体牙体预备的原则及临床操作步骤。

（2）熟悉增加嵌体固位和抗力的常见方法。

二、操作规程

（一）简易流程

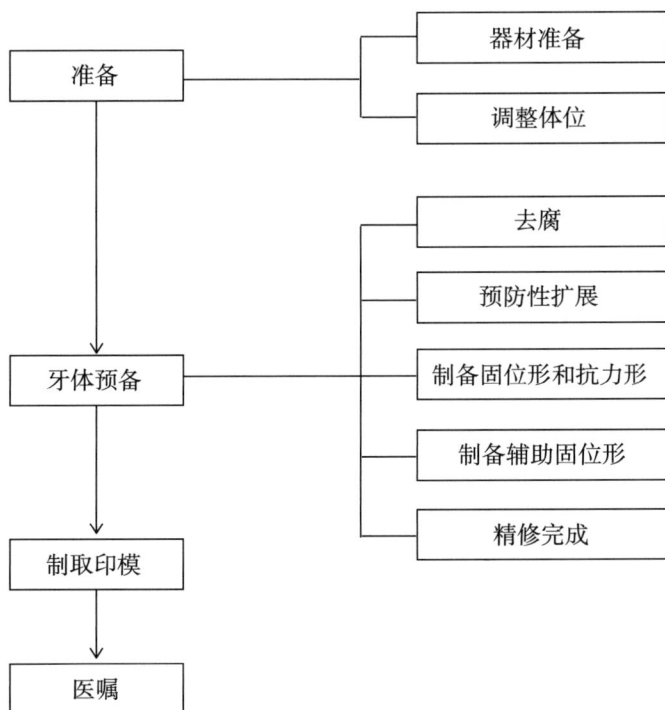

（二）分步流程

准备

物品准备

一次性口腔检查器械、漱口杯、一次性手套、高速手机、车针等。

调整体位

预备下颌磨牙时，医师位于患者右前方，患者的下颌与医师的上臂中份大致相平，张口时下颌牙弓的殆平面与地平面平行。

牙体预备

去腐

扩大龋洞，去除无基釉，去尽龋坏组织。

预防性扩展

适当扩大洞形，为防止继发龋，可将洞形扩大，包括邻近的沟、裂、点隙，使洞壁处于正常的牙体硬组织内。预备洞形时应尽可能保护洞壁和𬌗边缘，洞的外形应制成圆钝的曲线形。

制备固位形和抗力形

洞的深度一般应大于2mm。浅洞的洞底应预备成平面，以增强嵌体固位力。洞深者不必强求洞底平面，应以去除龋坏组织、保护牙髓为主，可根据损坏深浅不同预备成不同深度的洞底平面。所有轴壁均应相互平行或向外展2°～5°，并与嵌体就位道一致。对于金属嵌体，洞形要求在洞缘处做45°洞缘斜面，陶瓷嵌体则不要求制备洞缘斜面。

制备辅助固位形

根据需要可在片切面制备箱状洞形、邻沟或小肩台。可加用𬌗面鸠尾固位形（鸠尾颊部宽度不大于𬌗面1/2），或轴壁上加钉、沟固位形，也可采取钉、面固位形相结合的方式。

精修完成

最后精修出点线角，完成牙体预备。

◤制取印模

排龈，选用适合的托盘，制取精细印模。

◤操作后医嘱

告知患者术后注意事项：避免用患侧咀嚼硬物或冷热刺激性大的食物，注意保持口腔卫生。

三、注意事项

（1）嵌体洞形设计应充分考虑固位、抗力、自洁、咬合、邻牙接触等情况，应尽可能多地保留健康牙体和牙髓组织。

（2）应去尽腐质，与牙体牙髓病学治疗时的要求一致，若累及牙髓则需要先行根管治疗术。

（3）嵌体洞形只能有一个就位道，轴壁之间应彼此平行，任一轴壁上不能有倒凹，并要求洞形外展不超过6°。

（4）设计金属嵌体时，需在洞缘处做45°洞缘斜面。

（5）可增加辅助固位形。设计𬌗面鸠尾、针形、沟形等辅助固位形，以帮助某些固位力不足的洞形增加某一方向的固位力。

◆ 链 接

1. CAD/CAM 玻璃瓷嵌体修复磨牙龋损

（1）去尽腐质，以高速涡轮手机在缺损部位制作洞形，洞壁外展2°~5°，无倒凹，点线角圆钝，边缘清晰，深龋者局麻下光固化氢氧化钙护髓，流动树脂垫底。

（2）隔湿，吹干牙面，喷粉，采集工作侧𬌗面、颊侧，对颌，及咬合关系光学图像。

（3）用 CEREC CAD/CAM 软件设计修复体边缘线及就位道，调整咬合、邻接关系，研磨，完成修复体制作。

（4）磨除铸道，口内试戴，氢氟酸酸蚀修复体组织面，涂布偶联剂。窝沟吹干，酸蚀后涂布牙本质保护剂，粘接，调整咬合，抛光完成。

2. CAD/CAM 高嵌体修复磨牙大面积牙体缺损 采用 CEREC XL 椅旁 CAD/CAM 全瓷修复系统进行数字取模及数控加工瓷块。

（1）吹干牙面，用 CEREC 的光学探头对预备体、邻牙及对颌牙进行扫描，在3分钟内完成三维影像的采集。

（2）采用 CAD 软件对患者的数字化模型进行分析，三维构建符合缺损牙体的高嵌体外形。并根据光学印模重建的咬合及邻接关系对修复体的边缘嵴、𬌗面窝沟、咬合接触点及邻接点形态进行调整。根据天然牙颜色用 Vita 32 色比色板选择合适色系的 CEREC e. max 瓷块，将其放入 CEREC 研磨加工仪并进行固定，将前期设计好的数据传送至研磨加工仪进行瓷块的切削与研磨，20分钟后将制作好的修复体进行上釉并放入烤瓷炉内进行烧结。

（3）高嵌体制作完成后，口内试戴，就位顺利后，氢氟酸处理高嵌体组织面1分钟，去除氢氟酸，吹干，涂布硅烷偶联剂30秒。同时酸蚀牙面，冲洗吹干，涂布3M 通用粘接剂，光照固化。

　　（4）调拌 RelyX™ Ultimate Clicker™ 树脂粘接剂，涂布于牙面及高嵌体组织面，就位完全后，用牙线及探针去除邻面及边缘线处溢出的黏结性树脂，光照固化，调整咬合，抛光。

◆ 考点提示

嵌体戴入后的常见问题及处理。

1. 修复后疼痛

（1）过敏性疼痛。一般需要脱敏治疗，或者待用一段时间后，疼痛可逐渐消失。

（2）戴用后疼痛。多是继发龋或者修复体松动所致，需要拆除后进一步检查治疗。

（3）戴用后咬合痛。需要检查是否有咬合创伤或者根尖周炎，若有，则配合相应的治疗。

2. 修复后松动、脱落　可能的原因是修复体固位力不足、制作不密合或者粘接操作不当。必要时需要重新制作。

3. 修复后牙折　一般由固位不良或咬合不平衡等因素所致。发生牙折后，根据情况判断可否再选择全冠修复，若严重，则需拔除患牙。

◆ 思 考 题

1. 关于邻𬌗嵌体邻面片切洞形的描述，下列哪项是不恰当的（　　　）

A. 片切面颊舌边缘应达到自洁区　　　B. 可在片切面内制备箱形固位

C. 用于邻面缺损大而浅时　　　D. 可在片切面内制备小肩台

E. 用于邻面突度较大时

正确答案：E

答案解析：邻𬌗面嵌体片切洞形适用于邻面突度小的患牙。应用于突度大的患牙会造成基牙预备量过大或者导致修复体机械强度不足。邻面突度大而缺损范围较小的患牙，为了少磨牙体组织，可选用箱形邻面。

2. 为防止产生继发龋，嵌体修复体设计时应考虑（　　　）

A. 必须覆盖点隙裂沟及脆弱的牙体组织

B. 尽量与牙体组织密合无悬突

C. 适当扩大外展隙

D. 边缘应扩展到自洁区

E. 以上都应考虑

正确答案：E

答案解析：去腐是嵌体预备的第一步，必须覆盖点隙窝沟及脆弱的牙体组织，尽量与牙体组织密合无悬突，边缘应扩展到自洁区，适当扩大外展隙，有效防止继发龋的产生。

3. 制作合金嵌体，牙体预备洞形的特征是(   )

A. 洞形无倒凹，底平壁直

B. 洞壁预备成小于 2° 的外展，洞缘不做斜面

C. 洞壁预备成小于 6° 的外展，洞缘形成斜面

D. 洞壁预备成小于 6° 的外展，洞缘无斜面

E. 洞壁预备成大于 6° 的外展，洞缘长斜面

正确答案：C

答案解析：制作合金嵌体的牙体预备要求为洞壁预备成小于 6° 的外展，洞缘形成斜面。

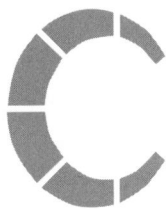

实训十三

可摘局部义齿𬌗支托凹的牙体预备

◆ **病例导入**

　　患者，女性，65岁，45牙缺失，经医患沟通，患者拟行45牙可摘局部义齿修复，需要在口内进行基牙殆支托凹的牙体预备，应如何进行？

◆ **知识要点**

　　1. 可摘局部义齿的概念　可摘局部义齿是利用天然牙和基托下的黏膜及骨组织作为支持，依靠义齿的固位体和基托来固位，用人工牙恢复缺失牙的形态与功能，用基托材料来恢复缺损的牙槽嵴及软组织形态，并且患者能够自行摘戴的一种修复体。

　　2. 殆支托的概念　殆支托是可摘局部义齿伸向基牙殆面产生支持作用的金属部分。

　　3. 预备殆支托凹的目的　为了义齿戴入后殆支托不妨碍上下颌牙齿的咬合，使殆力能够沿牙体长轴的方向传递，需要在基牙殆面的相应位置磨除部分牙体，形成一定形态，作为放置义齿殆支托的殆支托凹。

◆ **技术操作**

一、学习要点

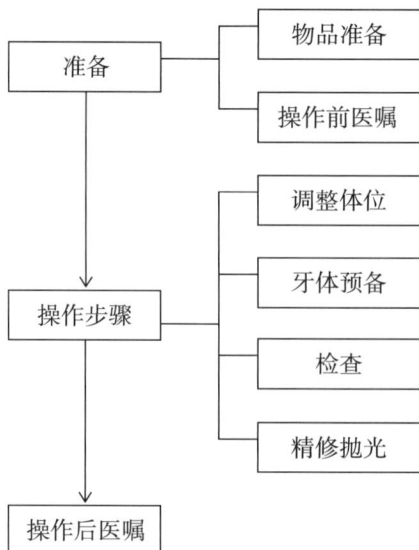

掌握可摘局部义齿殆支托凹的牙体预备方法及预备要求。

二、操作规程

（一）简易流程

可摘局部义齿殆支托凹
的牙体预备

（二）分步流程

准备

物品准备

防护镜、口罩、一次性手套、一次性口腔器械盒、一次性漱口杯、一次性吸唾管、一次性三用枪头、高速手机、慢速手机、高速车针、抛光车针、蜡片等。

操作前医嘱

牙体预备前应告知患者操作过程中可能出现的不适，指导患者保持身体和头部位置稳定。

操作步骤

调整体位

预备下颌磨牙殆支托凹时，医师位于患者右前方，患者的下颌与医师的上臂中份大致相平，张口时下颌牙弓的殆平面与地平面平行。

牙体预备

◆ 预备位置。后牙殆支托凹的位置一般预备在殆面的近远中边缘嵴处。

◆ 预备方法。选用金刚砂车针将基牙殆边缘嵴降低1mm，再向中央窝方向和颊舌向扩展成圆三角形。

◆ 预备要求。支托凹底最深处位于圆三角形的中心，比边缘嵴处深0.5mm，前磨牙殆支托凹的宽度为颊舌径的1/2，长度为近远中径的1/3；磨牙殆支托凹的宽度为颊舌径的1/3，长度为近远中径的1/4。

检查

◆ 检查方法。牙体预备后应在咬合状态下，用口镜和探针检查，也可以用咬蜡片的方法观察殆支托凹的外形和深度是否达到要求。

◆ 检查内容。预备好的殆支托凹应边界清楚，底面为球凹形，自凹底向殆面逐渐变浅，勿形成垂直向的轴壁，边缘嵴处的殆轴线角应圆钝。预备好的殆支托凹如图所示（图13-1）。

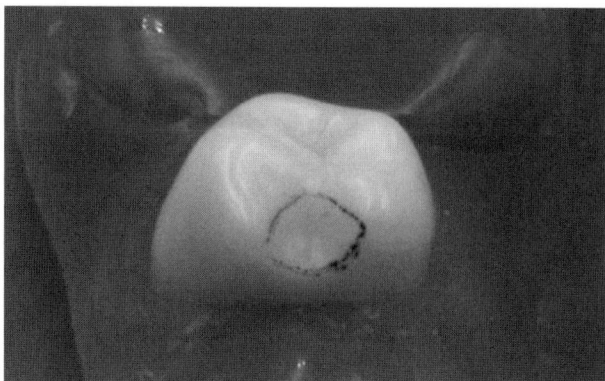

图 13 – 1 预备好的𬌗支托凹

| 精修抛光 |

牙体预备合乎要求后，应使用抛光车针对预备好的牙体进行精修及抛光处理，从而提高印模的准确性和防止基牙发生龋坏。

操作后医嘱

治疗完成后应嘱患者注意口腔卫生，避免冷热刺激，如发生暂时性的牙本质过敏症状可使用脱敏牙膏。

三、注意事项

（1）𬌗支托凹位置的选择尽量利用上下牙咬合状态时的天然间隙。

（2）在保证铸造𬌗支托强度的前提下，尽量少磨牙体组织。

（3）如对颌牙有伸长可适当调磨对颌牙。

（4）如咬合紧，基牙磨耗严重，可对上下牙同时预备，或将𬌗支托凹的位置选择在不妨碍咬合的位置，如上颌牙的颊沟、下颌牙的舌沟等位置。

（5）预备过程中要随时注意患者反应，避免造成牙本质过敏，不要勉强磨出支托凹。已造成过敏者，应给予脱敏治疗。

（6）注意手的支点及对软组织的保护。

◆ **链　接**

—●●●—　**套筒冠义齿**　—●●●—

　　套筒冠义齿是一种以套筒冠为固位体的固定－可摘联合局部义齿（图13－2）。套筒冠固位体由内冠与外冠组成（图13－3~13－5）。内冠为粘固在基牙上的固定部分，外冠与可摘局部义齿的其他组成部分连接成为一个整体。义齿通过内、外冠之间的嵌合作用产生固位。套筒冠固位体代替了传统卡环式固定义齿的卡环与𬌗支托，固位、稳定及美观作用均优于传统义齿。对于有牙周病的基牙具有牙周夹板作用，且外形利于牙周清洁。缺点是需要磨除较多的牙体组织，制作复杂，费用较高。

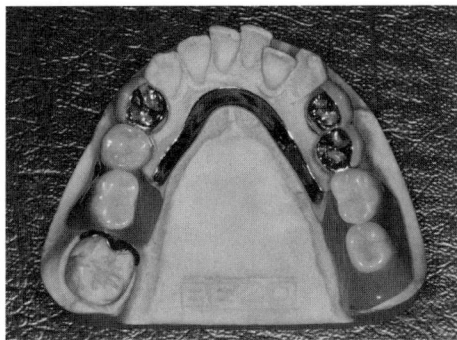

图13－2　套筒冠义齿

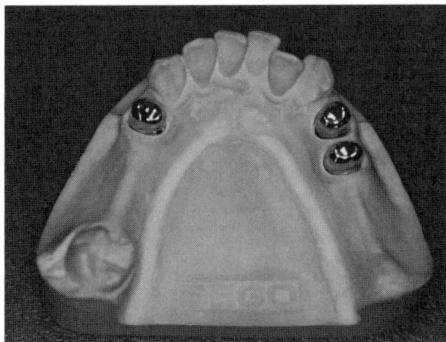

图13－3　套筒冠义齿内冠

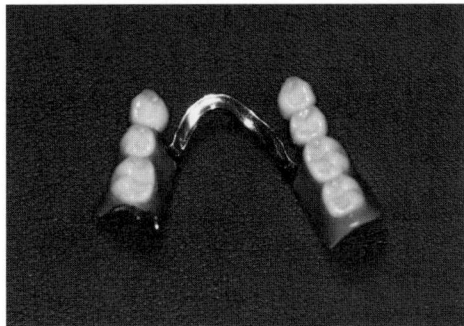

图13－4　套筒冠义齿外冠𬌗面

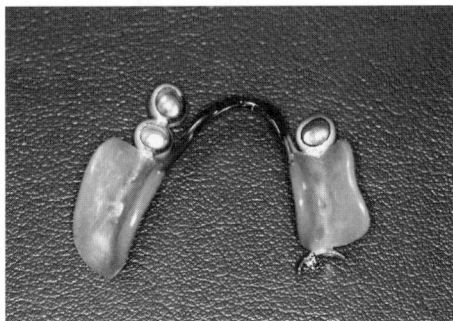

图13－5　套筒冠义齿外冠组织面

◆ **考点提示**

　　𬌗支托的功能。①支持、传导𬌗力，防止下沉：将义齿所受到的𬌗力传导到基牙上，防止义齿受力时向牙龈方向下沉。②稳定：能够保持固位体在基牙上的位置，阻止义齿发生翘动或摆动。③防止食物嵌塞：如余留牙之间有间隙，放置骀支托可以防止食物嵌塞。④恢复咬合关系：基牙与对颌牙无咬合接触或咬合接触不良时，可通过扩大骀支托的面积和厚度来恢复正常的咬合关系。

◆ **思 考 题**

1. 可摘局部义齿基牙骀支托凹底的方向应是（　　）

　　A. 与基牙长轴成 30°　　　　　　　B. 与骀面平行

　　C. 与基牙长轴平行　　　　　　　　D. 与基牙长轴成 100° 或 110°

　　E. 与骀面垂直

正确答案：D

答案解析：可摘局部义齿基牙骀支托凹底与基牙长轴成 100°（前磨牙）或 110°（磨牙），可以使骀力沿牙体长轴传递，从而减少对基牙的扭力。

2. 铸造骀支托的厚度是（　　）

　　A. 0.5mm　　　　B. 1~1.5mm　　　　C. 2~3mm　　　　D. 0.1~0.2mm

　　E. 5~6mm

正确答案：B

答案解析：铸造骀支托的厚度为 1~1.5mm，厚度过少会影响骀支托的强度，厚度过大会妨碍咬合，增加基牙磨除的牙体组织。

3. 游离端义齿的末端基牙设计近中骀支托的优点是（　　）

　　A. 可少磨牙体组织　　　　　　　　B. 减少基牙扭力

　　C. 减轻牙槽嵴受力　　　　　　　　D. 防止义齿骀向移位

　　E. 防止义齿下沉

正确答案：B

答案解析：游离端义齿的末端基牙设计近中骀支托，对基牙有应力中断作用，可以减少对基牙造成的扭力，但是牙槽嵴的受力会增加。

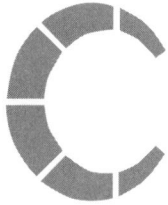

实训十四

全口义齿的印模制取技术

◆ 病例导入

患者，女性，70 岁，全口无牙，原义齿已使用 10 年，现因咀嚼效率低、前牙呈反𬌗关系特来本院要求更换义齿。根据患者症状、临床检查，诊断为"牙列缺失"。作为经治医师，应如何进行全口义齿的印模制取？

◆ 知识要点

制取印模是制作全口义齿的第一步。印模是用可塑性印模材料取得的上下无牙颌、牙槽嵴和周围软硬组织的阴模。准确的印模，要反映口腔解剖形态和周围组织生理功能活动范围，以便义齿基托与口腔黏膜高度密合，获得边缘封闭，从而取得全口义齿良好的固位。

1. 印模的分类　根据制取印模的次数分为一次印模法和二次印模法。

（1）一次印模法是用合适的成品托盘及藻酸盐印模材料或热塑性印模材料一次完成工作印模的方法。如果托盘合适，用蜡或印模膏做适当托盘边缘修整，操作者技术熟练，可一次完成工作印模。虽然这种方法较为简便，但一般由于没有合适的成品托盘，且同时要做唇、颊、舌的肌功能整塑，较难掌握。

（2）二次印模法又称联合印模法，由初印模和终印模组成，是在患者口中制取两次印模后完成工作印模的方法。此方法虽然操作复杂，但容易掌握，制取的印模比较准确，在临床上应用普遍。先用印模膏或藻酸盐印模材料制取初印模，用该印模灌注石膏模型，在其上制作个别托盘，然后再用终印模材料（流动性好的印模材料，如藻酸盐印模材料、硅橡胶印模材料等）取得精确度高的终印模。

2. 印模的要求

（1）精确的组织解剖形态。印模应获得精确的义齿承托部位的组织解剖形态，以保证义齿基托与支持组织密合，有良好的固位力。由于口腔的各部分组织各有其不同的解剖特点、缺牙时间不一致、牙槽嵴各部位吸收不均匀而高低不平，在制取印模时，要使用正确的材料和方法，并应注意压力要均匀，否则会影响印模的准确性。在有骨突、骨嵴、血管、神经的部位，应缓冲压力。对于组织活动性较大的部位，如上颌前部松软黏膜，应防止压力过大而使其变形。

（2）适度的伸展范围。印模范围的大小，决定全口义齿基托的大小。在不妨碍黏膜皱襞、系带以及软腭等功能活动的条件下，应充分伸展印模边缘，以便充分扩大基托的接触面积。

（3）周围组织的功能形态。应采取功能性印模制取印模时，在印模材料可塑期内进行肌功能整塑。由患者自行进行或在医师帮助下，唇、颊和舌做各种动作，塑造出印模的唇、颊、舌侧边缘，以便所形成的义齿基托边缘与功能运动时的黏膜皱襞和系带相吻合，防止空气进入基托与无牙颌的组织面之间，达到良好的边缘封闭。

◆ **技术操作**

一、学习要点

（1）掌握合格全口义齿印模的要求及二次印模法制取全口义齿印模的操作步骤和要求。

（2）了解灌注及修整模型的方法。

二、操作规程

（一）简易流程

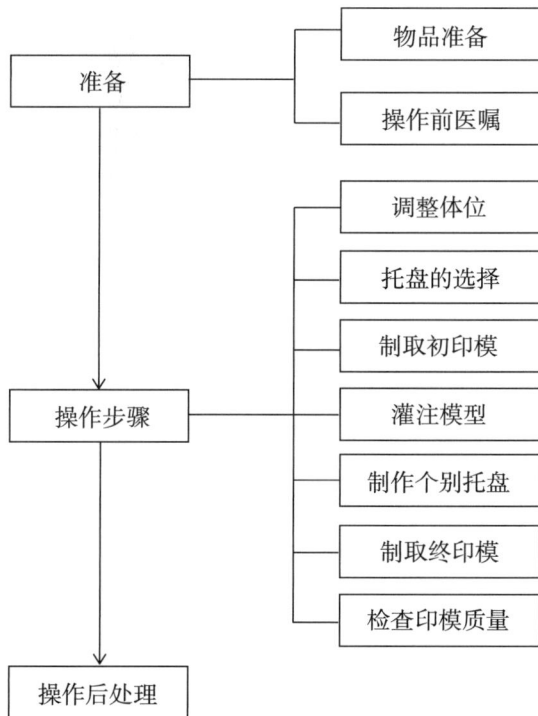

全口义齿的印模制取技术

（二）分步流程

▣ **准备**

‖ **物品准备** ‖

一次性口腔检查器械、漱口杯、一次性手套、上下颌成品无牙颌托盘、红膏、红膏修整刀、藻酸盐印模材料、橡皮碗、调拌刀、清水、量杯、分离剂、常用蜡、蜡刀、蜡勺、酒精灯、光固化树脂基托材料、光固化灯箱。

操作前医嘱

制取印模前告知患者操作过程及可能出现的不适，指导患者保持身体和头部位置稳定，练习在制取印模时所需做的印模边缘整塑动作。

操作步骤

调整体位

取上颌印模时，医师位于患者右后方，患者的上颌与医师肘部相平或者稍高，张口时上颌牙弓的殆平面与地平面平行。取下颌印模时，医师位于患者右前方，患者的下颌与医师的上臂中份大致相平，张口时下颌牙弓的殆平面与地平面平行。

托盘的选择

按照患者牙弓的大小、形状及牙槽嵴的高度选择托盘。托盘与牙弓内外侧应有 3 ~ 4mm 间隙，以容纳印模材料；托盘翼缘应距黏膜皱襞约 2mm，不妨碍唇、颊和舌的活动。上颌托盘的远中边缘应盖过上颌结节和颤动线，下颌托盘的后缘应盖过磨牙后垫区。

制取初印模

◆ 将印模膏放置在 60 ~ 70℃ 热水中软化，取适量软化的印模膏放置在上颌托盘上，用手指轻压印模膏，使印模膏表面上形成牙槽嵴形状的凹形。

◆ 右手持盛有印模膏的托盘，左手持口镜拉开患者的左口角，将托盘以旋转方式放入患者口中，托盘柄对准面部中线，拉开上唇，托盘对向无牙颌，向上后方加压，使托盘就位。

◆ 在材料的可塑期内，以右手中指和示指在口盖处稳定托盘在一定位置，然后左手拇指置于右颊的外面，示指置于右颊的内面，牵拉颊部向下前内方向做数次运动，即可在印模边缘清晰地印出颊系带及上颌结节颊侧黏膜皱襞功能活动时的外形，从而完成一侧颊侧区肌功能整塑。另一侧颊侧区整塑方法和步骤同上，但手的方向相反。唇侧区肌功能整塑方法是：医师用两手中指稳定托盘后，将拇指置于上唇外面，示指置于上唇内面，牵动上唇向下内方向运动数次，即可清晰地印出上唇系带印迹。

◆ 印模膏组织面均匀刮除 1 ~ 2mm，调拌藻酸盐印模材料，均匀加于印模膏组织面及边缘，利用上述边缘整塑方法制取印模。

◆ 下颌印模制取方法同上颌。将软化的印模膏放置在托盘上，将两手示指放在托盘两侧相当于前磨牙的部位，拇指固定在下颌骨下缘，轻压使印模托盘就位。在印模可塑期内，医师用右手示指和中指稳定托盘，左手示指和拇指分别放置在患者右颊部的内外面，牵拉颊部向上前内方向运动数次，并拉动下唇向上内运动数次。另一侧颊侧区整塑方法和步骤同上，但手的方向相反。嘱患者将舌轻微伸出舔上唇并左右活动。印模组织面均匀刮除 1～2mm，调拌藻酸盐印模材料，均匀加于印模膏组织面及边缘，利用上述边缘整塑方法制取印模。

灌注模型

印模冲洗干净后，吹干水分，立即灌注石膏模型。

制作个别托盘

◆ 在模型上用铅笔画出个别托盘的范围。在前庭的最深处与牙槽嵴之间画出边缘，这个边缘比预先取的功能边缘短 1～2mm，唇、颊、舌系带处要留出足够的空间，后堤区要放在软腭处超过颤动线 2～3mm。下颌个别托盘应包括磨牙后垫及颌舌骨线。

◆ 画出边缘线后，适当地填倒凹，并涂分离剂。将预成光固化树脂基托材料按压在模型上，去除多余材料，在光固化灯箱内照射，即可硬固。

制取终印模

◆ 口内检查并调整个别托盘边缘。

◆ 调拌藻酸盐印模材料放置于个别托盘内，制取上下颌终印模。如采用硅橡胶轻体或聚醚橡胶制取终印模，则需要先用红膏棒或边缘整塑蜡进行边缘整塑（图 14 - 1，14 - 2）。

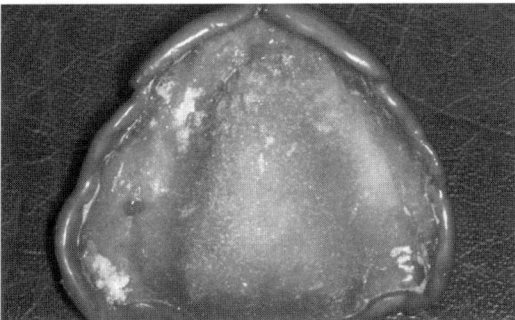

图 14 - 1　红膏棒进行边缘整塑后

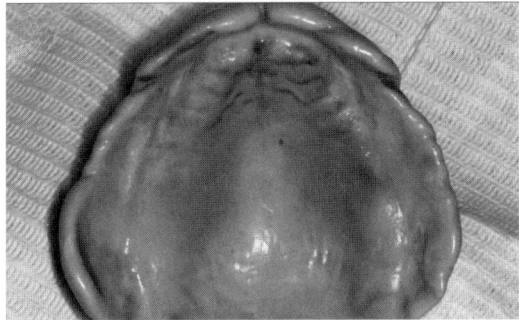

图 14 - 2　硅橡胶轻体制取终模

◆ 印模材料凝固后取出托盘。先将印模后部与组织分离，解除负压，取出印模。如遇托盘吸附紧密，难以取下，可用气枪吹少许空气入托盘边缘，托盘即易取下。

检查印模质量

印模取出后应对照口内对印模进行检查：检查印模是否完整、清晰；检查修复覆盖区域是否取全，上颌后缘两侧应盖过上颌结节至翼上颌切迹，后缘至后颤动线（或腭小凹后2mm），下颌后缘盖过磨牙后垫的全部，远中舌侧边缘向远中伸展到下颌舌骨后间隙，下缘跨过下颌舌骨嵴；检查边缘伸展是否适度；检查组织表面形态及边缘是否有气泡、脱模、变形及缺损现象。制取的上下颌终印模如图所示（图14-3）。

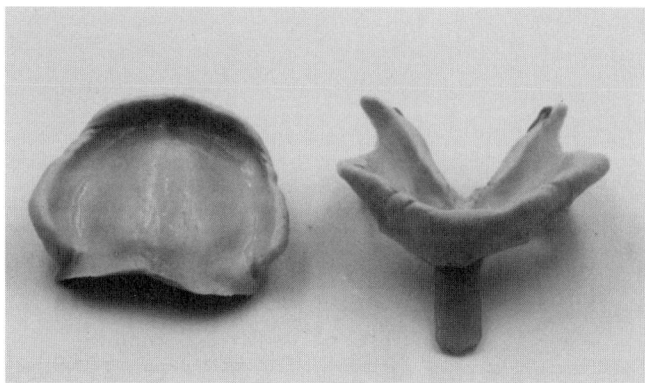

图14-3　上下颌终印模

操作后处理

印模制取完成后清理患者口腔及面部残留的印模材料。

三、注意事项

（1）制取终印模时个别托盘必须完全就位，但应避免压力过大，控制终印模材料厚度。

（2）某些特殊解剖标志处，如倒凹区、颊间隙处、上颌结节区、高穹窿等处，先放置少量印模材料。

（3）在做肌功能修整时，应保持托盘稳定不动，加压应适当，使组织受压均匀。

（4）当患者在完成口底边缘整塑时切勿过分用力抬高舌尖甚至将其伸出口外。

（5）印模制取过程中应充分体现爱伤意识，尽量消除患者紧张情绪，动作轻柔，体位正确，避免过多印模材料刺激患者咽部导致患者恶心，避免托盘压迫、损伤口腔组织，保证患者舒适和印模质量。

（6）制作个别托盘时，其边缘比预先取的功能边缘短 1~2mm，唇、颊、舌系带处要留出足够的空间，以免妨碍边缘整塑时口腔的自由活动。

◆ 链 接

—•••—— **CAD/CAM 技术在全口义齿修复中的研究与应用** ——•••—

随着我国进入老龄化社会，无牙颌人口数量持续增长。目前全口义齿修复是上下颌牙列缺失的首要选择。成功的全口义齿修复可显著提高无牙颌患者的生活质量。但是全口义齿主要是通过人工设计和手工制作的，其质量在很大程度上取决于牙医和技师的经验技术，难以保证最佳质量，常常导致修复失败。随着数字化技术的发展，CAD/CAM 在口腔修复领域中开始广泛应用。在全口义齿制作中利用数字化技术可以替代传统全口义齿修复中的很多手工步骤，相较于传统手工制作全口义齿，数字化制作技术具有明显优势：设计加工精度高，对医师经验技巧依赖性低，减少了医师临床操作时间及患者就诊次数，基托聚合收缩减少、不易变形，全口义齿易被复制。

◆ 考点提示

按照患者牙弓的大小、形状及牙槽嵴的高度选择托盘。托盘与牙弓内外侧应有 3~4mm 间隙，以容纳印模材料；其托盘翼缘应距黏膜皱襞约 2mm，不妨碍唇、颊和舌的活动。上颌托盘的远中边缘应盖过上颌结节和颤动线，下颌托盘的后缘应盖过磨牙后垫区。

◆ 思考题

1. 制取全口义齿印模时，制作个别托盘的目的主要是（　　）
   A. 操作方便 　　　　　　　　B. 可使印模材料清晰
   C. 取得边缘精确形态 　　　　D. 使组织能受压均匀
   E. 能获得解剖形态的印模
正确答案：C
答案解析：个别托盘的主要作用是使印模边缘伸展适度，确定精确的立体形态。
2. 关于全口义齿制取印模时边缘整塑，下列说法错误的是（　　）
   A. 制作个别托盘后不需要做边缘整塑

B. 可用印模膏做

C. 目的是使义齿有良好的边缘封闭

D. 可分区做

E. 可由医师牵拉患者面颊部

正确答案：A

答案解析：在制取印模时，利用印模材料的可塑性，通过唇、颊、舌及周围软组织的运动，来确定印模边缘的位置（伸展范围）和形态。目的是获得良好的边缘封闭作用，使义齿基托不妨碍周围组织的功能运动并尽量扩大基托面积以增加固位力。边缘整塑分为主动整塑和被动整塑。主动整塑是指患者主动进行唇、颊、舌的功能活动，被动整塑是指由医师牵拉患者面颊部组织模拟其功能活动。可分区进行边缘整塑。制作个别托盘制取终印模时仍需要进行边缘整塑。

3. 无牙颌功能分区的缓冲区不包括(　　)

A. 上颌硬区　　　　B. 下颌隆突　　　　C. 切牙乳突　　　　D. 颊棚区

E. 颧突

正确答案：D

答案解析：颧突位于后弓区内，为第一磨牙根部的骨突起，黏膜薄，易形成支点引起翘动，义齿在此组织面应做缓冲。切牙乳突是上颌重要而稳定的解剖标志，位于上颌腭中缝的前端、上中切牙的腭侧，为一梨形或卵圆形的软组织突起，其下为切牙孔，有鼻腭神经、血管通过，义齿基托在此处要缓冲，以免压迫产生疼痛。上颌硬区位于上腭中部的前份，表面黏膜较薄，没有弹性，有骨质隆起，受压易痛并形成翘动，应做缓冲。下颌隆突是位于下颌前磨牙区舌侧的骨突，可为单侧或双侧，大小不一，黏膜薄，受压易痛，义齿在此应做缓冲，过分突出时，需行下颌隆突修整术。而颊棚区是主承托区，由近中的颊系带、远中颊角区、外侧的下颌骨外斜嵴和内侧的牙槽嵴组成，此区面积较大，骨质致密，当牙槽嵴吸收严重时，此区较为平坦，骨小梁排列与𬌗力方向几乎垂直，义齿基托在此区内可有较大范围的伸展，可承担较大的𬌗力，有支持作用，并有稳定作用。

4. 制取无牙颌下颌印模时，远中的范围应当(　　)

A. 暴露磨牙后垫　　　　　　　B. 盖过磨牙后垫的1/3

C. 盖过磨牙后垫的1/2　　　　D. 盖过磨牙后垫的2/3

E. 盖过磨牙后垫的全部

正确答案：E

答案解析：在制取印模时，下颌托盘的长度应盖过磨牙后垫，下颌全口义齿基托后缘应盖过磨牙后垫的 1/2。

5. 某患者，全口无牙 12 年，原义齿使用 5 年，现咀嚼效率低、义齿固位差，出现此现象的最可能原因是(　　)

A. 垂直距离过高　　　　　　　　B. 关节功能紊乱

C. 确定颌位关系时下颌前伸　　　D. 人工牙排列不当

E. 牙槽嵴吸收

正确答案：E

答案解析：随着患者年龄增长，剩余牙槽嵴吸收，导致旧义齿固位力下降、磨耗、垂直距离降低、咀嚼效率低。

6. 制取上颌工作印模时，操作者应站在患者的(　　)

A. 任意位置　　B. 左后方　　　　C. 右前方　　　　D. 右后方

E. 左前方

正确答案：D

答案解析：制取上颌工作印模时，操作者应站在患者的右后方；制取下颌工作印模时，操作者应站在患者的右前方。

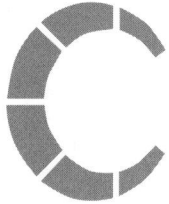

实训十五

全口义齿的颌位关系确定

◆ **病例导入**

患者，女性，70 岁，全口无牙，原义齿使用 10 年，现因咀嚼效率低，前牙呈反𬌗关系特来本院要求更换义齿。根据患者症状、临床检查，诊断为"牙列缺失"。作为经治医师，在制取印模后应如何确定患者正确的颌位关系？

◆ **知识要点**

颌位关系记录是指用𬌗托来确定并记录在患者面部下 1/3 的适宜高度和两侧髁突在下颌关节凹生理后位时的上下颌位置关系，以便在此上下颌骨的位置关系上，用全口义齿来重建无牙颌患者的正中𬌗关系。

颌位关系记录包括垂直关系记录和水平关系记录。

◆ **技术操作**

一、学习要点

掌握𬌗堤的制作要求及颌位关系的记录方法。

二、操作规程

（一）简易流程

```
物品准备
   │
   ▼                ┌── 制作暂基托
操作方法 ──────────┤── 制作上颌蜡堤
                   ├── 检查丰满度
                   ├── 修整上颌蜡堤
                   ├── 确定垂直距离
                   ├── 确定正中关系
                   ├── 核对颌位关系记录
                   └── 画标志线
```

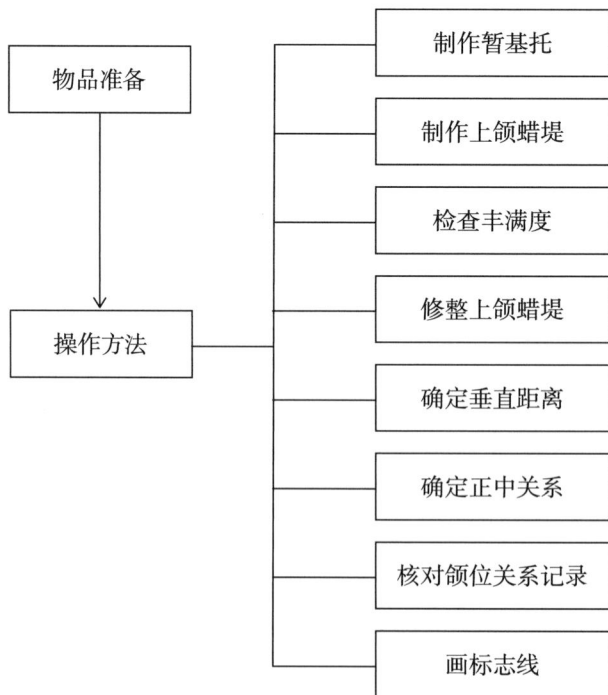

全口义齿的颌位关系确定

（二）分步流程

物品准备

一次性口腔检查器械、漱口杯、一次性手套、光固化树脂基托材料、光固化灯箱、蜡片、蜡刀、蜡勺、烫蜡板、喷灯、酒精灯、𬌗平面板、垂直距离测量尺、慢速直手机、磨头、𬌗架。

操作步骤

制作暂基托

在终印模上用蜡适当填倒凹，在印模表面均匀涂一薄层分离剂，将预成的光固化树脂基托材料放在印模上，按压成形，用蜡刀切去多余部分，牙槽嵴顶处剪出固位倒凹，然后用光固化灯箱光照固化，硬固后取下，磨光边缘备用。制作的上下颌暂基托如图所示（图15-1，15-2）。

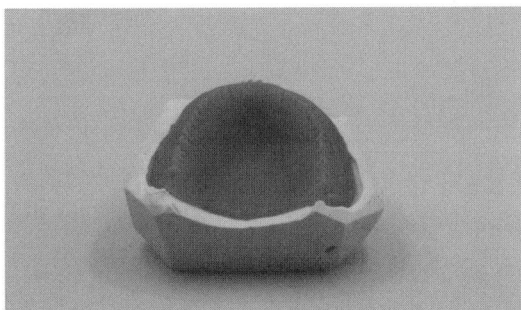

图15-1 上颌暂基托

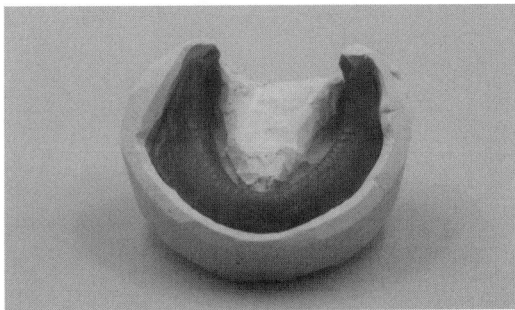

图15-2 下颌暂基托

制作上颌蜡堤

将蜡片烤软卷成直径为8~10mm的蜡条，按牙槽嵴形状黏附于基托上，放入患者口中，趁蜡堤还软时，用𬌗平面板按压其表面，形成上颌𬌗平面。要求𬌗平面的前部在上唇下缘以下露出约2mm，且与瞳孔连线平行；𬌗平面的后部，从侧面观要与鼻翼耳屏线平行。制作的上颌蜡堤如图所示（图15-3）。

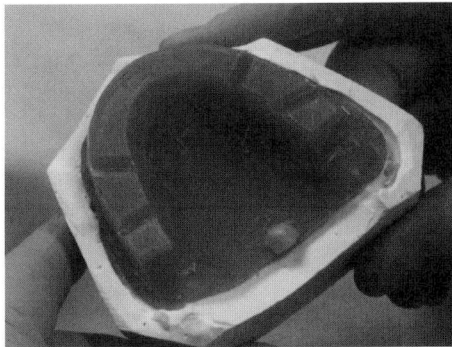

图15-3 上颌蜡堤

检查丰满度

检查患者在自然、放松状态时面部的丰满度，让患者和其家属参与丰满度的确定，检查左右是否对称。调整上颌殆托唇面厚度，找到满意的丰满度。

修整上颌蜡堤

◆ 修整殆平面宽度，前牙区约为6mm，后牙区为8~10mm，殆堤后端修整成斜坡状。在殆平面上相当于后牙处，左右侧分别削出前后两条不平行的沟，沟深约3mm。

◆ 在上颌殆托后缘的中央处黏附一个直径约5mm的蜡球。

确定垂直距离

修整后的上殆托就位于口中，下殆托就位后以手指扶住，嘱轻轻咬合，修去过高处，将烤软的蜡片贴附于下殆托上放入口中就位，嘱咬合达到合适的垂直距离为止（息止颌位时的垂直距离减去2~3mm）。

确定正中关系

将下殆托蜡堤殆平面后部，相当于尖牙部位以后2mm厚的部分切除。双层蜡片烤软后放于下颌蜡堤表面切除处。上下殆托放入口中，利用卷舌舔蜡球或做吞咽咬合结合轻推下颌至正中关系位。

核对颌位关系记录

用发音法进一步验证垂直距离是否合适，检查正中关系是否正确，检查患者在反复咬合时殆托是否有前移或扭动。将两小指插入患者外耳道，感觉并比较咬合时两侧髁突向后撞的力是否等量。将两示指放于颞部。感觉并比较咬合时两侧颞肌是否等量收缩。图15-4、15-5为最终确定的颌位关系记录。

画标志线

在殆堤唇面画中线、口角线、唇高线和唇低线。

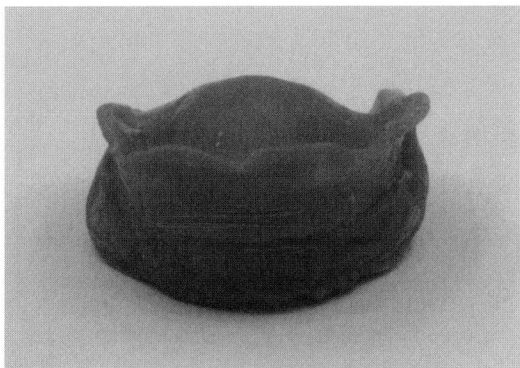

图 15-4　颌位关系记录（正面）

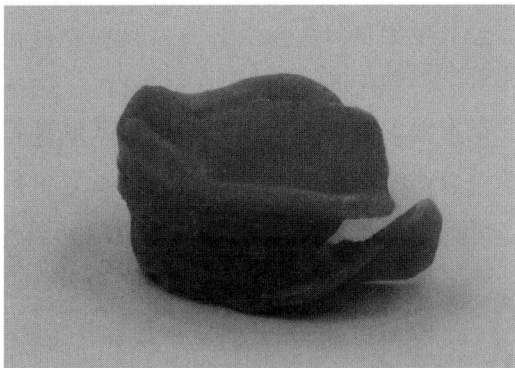

图 15-5　颌位关系记录（侧面）

三、注意事项

（1）制作上、下𬌗托应先放入患者口中检查是否稳定，有无过高干扰处。

（2）确定丰满度时应征求患者意见。

（3）确定垂直距离不可过高或过低，可参照患者旧义齿。

（4）确定水平关系时，应嘱患者放松，引导患者下颌退回水平关系位，避免下颌前伸。

◆ 链　接

1. 无牙颌全口义齿再修复患者的颌位关系记录方法　因无牙颌全口义齿修复患者的旧义齿使用多年，其𬌗关系多表现为牙位与肌位的不一致。如果在全口义齿再次修复时不及时调整这种颌位关系的不当，最终会诱导或加重颞下颌关节紊乱综合征的发生。因此，确定无牙颌全口义齿修复患者适宜的颌位关系是预防和治疗颞下颌关节紊乱综合征的重要方法，也是再次修复成败的关键。

2. 下颌运动轨迹描记在无牙颌颌位关系记录中的应用　研究发现，牙列全部缺失后，中枢神经在一定时期内仍保留着有牙时牙尖交错位的反射记忆，肌力闭合道能使下颌自然恢复牙尖交错位。下颌运动轨迹仪是一种可以直观反映下颌运动的仪器，能在三维位置关系上记录下颌运动，获得准确的下颌运动轨迹。

3. 数字化全口义齿的研究和应用进展　颌位关系记录是全口义齿制作的关键环节。Yuan利用非接触式激光扫描仪分别对上下颌无牙颌模型以及蜡堤进行扫描，分别形成数字化模型和数字化蜡堤，最后形成一组颌位关系记录并对其精度进行评价，结果表明其精度符合临床要求，证实这种间接取得数字颌位关系记录的方法提升了数字化全口义齿制作的准确程度。部分商用数字化全口义齿制作系统已有独特的颌位关系记录方法。然而，现阶段的颌位关系记录仍需要由临床医师手动完成。如何利用数字化技术直接记录垂直距离和咬合关系等将是数字化全口义齿研究领域的难题。

◆ **考点提示**

当自然牙列缺失后，随之丧失了正中𬌗位，下颌没有牙列的支持和牙尖的锁结，下颌会向各种位置移动，常见为下颌前伸和面部下 1/3 距离变短。对无牙颌患者来说，上下颌关系的唯一稳定参考位是正中关系位。因此，要确定并记录在适宜面部下 1/3 高度情况下的关节生理后位，也就是正中关系位。颌位关系记录包括垂直关系和水平关系记录。

1. 确定垂直距离的方法

（1）息止𬌗间隙法。

（2）瞳孔至口裂的距离等于垂直距离的方法。

（3）面部外形观察法。

（4）拔牙前记录法。此外还有发音法、吞咽法及测量旧义齿、参考患者的舒适感觉等方法。

2. 确定水平颌位关系的方法

（1）哥特式弓描记法。

（2）直接咬合法：①卷舌后舔法；②吞咽咬合法；③后牙咬合法；④肌监控仪法。

◆ **思 考 题**

1. 确定垂直距离的方法有（　　　）

A. 息止𬌗间隙法　　　　　　　　　B. 瞳孔至口裂的距离等于垂直距离

C. 面部外形观察法　　　　　　　　D. 拔牙前记录法

E. 以上都对

正确答案：E

答案解析：确定垂直距离的方法包括息止𬌗间隙法、瞳孔至口裂的距离等于垂直距离的方法、面部外形观察法、拔牙前记录法。此外还有发音法、吞咽法及测量旧义齿、参考患者的舒适感觉等方法。

2. 卷舌后舔法是为了(　　)

   A. 帮助患者下颌前伸　　　　　B. 确定前伸干扰因素

   C. 记录垂直关系　　　　　　　D. 记录水平颌位关系

   E. 客观地得到数据

正确答案：D

答案解析：卷舌后舔法，是指舌向后运动时，通过下颌舌骨肌等口底肌肉的牵拉使下颌后退至正中关系位的方法。

3. 水平关系记录法不包括(　　)

   A. 哥特式弓描记法　　　　　　B. 肌监控仪法

   C. 吞咽咬合法　　　　　　　　D. 后牙咬合法

   E. 语音法

正确答案：E

答案解析：确定水平颌位关系的方法包括哥特式弓描记法、直接咬合法。其中直接咬合法还包括卷舌后舔法、吞咽咬合法、后牙咬合法、肌监控仪法。

参考文献

［1］ 吴伟力，张修银. 全瓷冠边缘适合性研究进展 ［J］. 口腔器械材料杂志，2007，16（04）：200－204.

［2］ 巢永烈，陈吉华，朱志敏. 口腔修复学 ［M］. 北京：人民卫生出版社，2011：1.

［3］ 马轩祥，赵铱民. 口腔修复学 ［M］. 5 版. 北京：人民卫生出版社，2006：408.

［4］ 冯海兰，徐军. 口腔修复学 ［M］. 北京：北京大学医学出版社，2005：96－104.

［5］ 徐恒昌. 口腔材料学 ［M］. 北京：北京大学医学出版社，2005：155.

［6］ 冯二玫，刘瑶，石燕. CAD/CAM 玻璃瓷嵌体修复磨牙龋损的临床疗效观察及失败原因分析 ［J］. 口腔医学研究，2019，35（06）：551－554.

［7］ 郭晓钰，徐秀清，陈慧芬，等. CAD/CAM 高嵌体修复磨牙大面积牙体缺损的疗效评价 ［J］. 牙体牙髓牙周病学杂志，2018，28（09）：529－532，540.

［8］ 赵鹏娜，武峰，王文强，等. CAD/CAM 技术在全口义齿修复中的研究与应用 ［J］. 中华老年口腔医学杂志，2019，2：123－127.

［9］ 孙学武，柳忠豪. 无牙颌全口义齿再修复患者的颌位记录方法 ［J］. 国际口腔医学杂志，2011（05）：614－616.

［10］ 佘吻珺，谢俊良，翁维民. 下颌运动轨迹描记在无牙颌颌位记录中的应用 ［J］. 临床口腔医学杂志，2018，34（01）：22－24.

［11］ 王子轩，孙玉春，周永胜. 数字化全口义齿的研究和应用进展 ［J］. 口腔颌面修复学杂志，2017，18（05）：291－295.

党的二十大精神进教材提纲挈领

习近平总书记在党的二十大报告中指出："教育、科技、人才是全面建设社会主义现代化国家的基础性、战略性支撑。"而在科教人才战略中，排在首位的就是办好人民满意的教育，口腔医学教育对于培养素质高、能力强的口腔医学人才具有重要意义。

口腔医学教材既是口腔医学教育的重要载体，也是学生牢固掌握专业知识的重要保证。口腔修复学是理论性与实践性均很强的学科，在教学过程中融入思政教育的内容，课程思政教育融合育人，是培养具有良好职业道德及核心价值观，掌握口腔修复专业基本理论和临床操作技能的高素质应用型口腔医学人才的必要途径之一。

本教材在建设过程中将思政教育融入口腔医学教学实践中，坚持以立德树人为根本任务，注重培养学生崇高的敬业精神、实事求是的科学态度和优良的医德医风。

课程思政教学案例

序号	知识点	案例	思政建设目标
1	藻酸盐印模制取技术	不规范操作案例 操作过程中应充分体现爱伤意识	深化职业理念和职业道德教育，以人为本
2	前牙金属烤瓷冠的牙体预备	不规范牙体预备的并发症及危害	培养精益求精的工匠精神 以人为本、求真务实 树立责任意识
3	后牙烤瓷固定桥的牙体预备	临床操作不规范，过度放大固定桥适应证给患者带来的危害	恪守职业道德，以人为本 树立正确的价值观
4	全瓷贴面的粘接技术	粘接材料的进步 医、护配合的重要性	激发创新意识 培养团队合作精神
5	可摘局部义齿𬌗支托凹的牙体预备	我国义齿修复术始于宋代 中国古代口腔医学技术的重要贡献	培养民族自豪感 激发为民族复兴担当时代大任的意识
6	全口义齿的印模制取技术	我国进入老龄化社会 第四次全国口腔健康流行病学调查无牙颌患者比例 老吾老以及人之老	培育家国情怀 医者仁心的职业精神 敬老爱老的优良传统

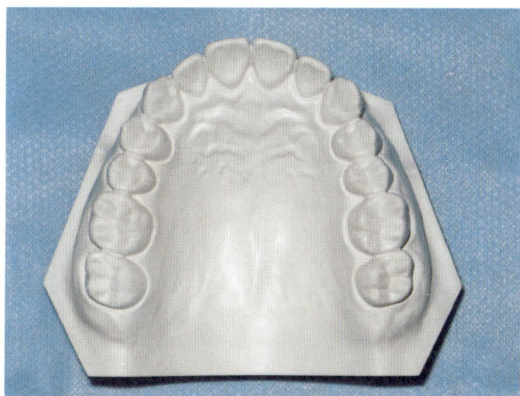

图 3 - 1　上颌模型

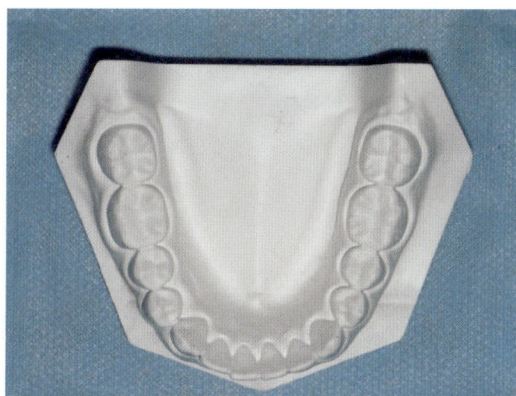

图 3 - 2　下颌模型

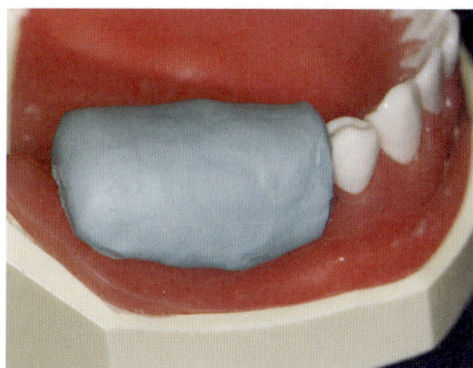

图 7 - 1　硅橡胶导模

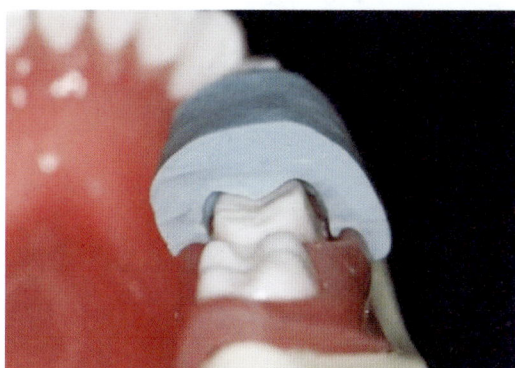

图 7 - 2　硅橡胶导模正中矢状面切开检查预备体

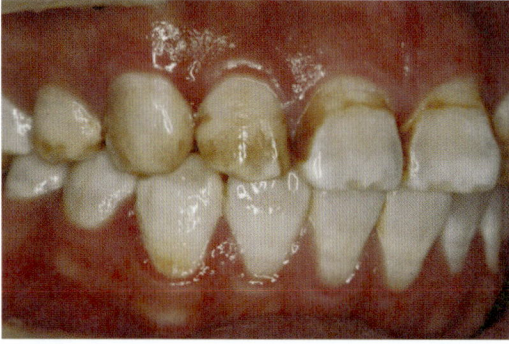

图 10 - 1　修复前右侧观

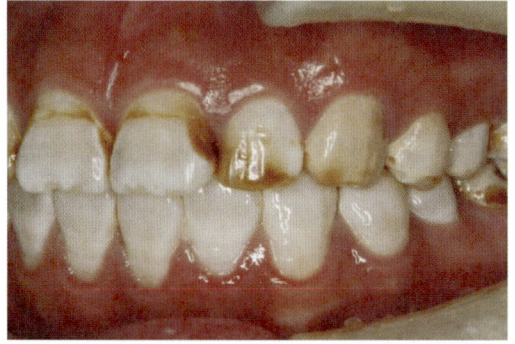

图 10 - 2　修复前左侧观

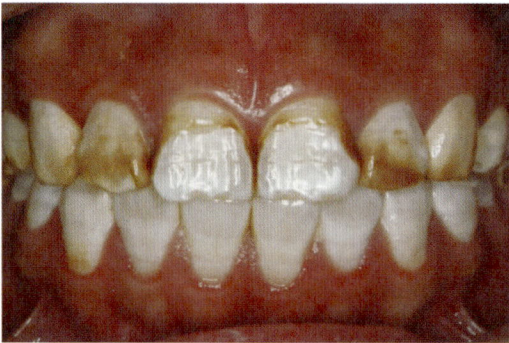

图 10 - 3　修复前唇侧观

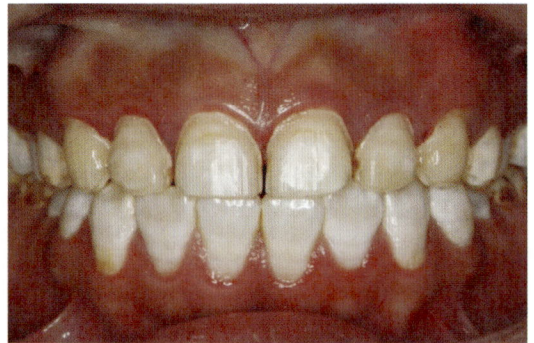

图 10 - 4　牙体预备后

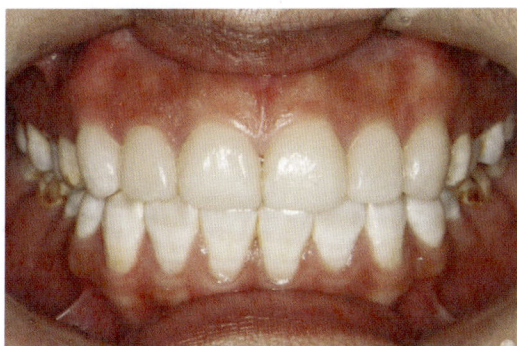

图 10 - 5　全瓷贴面修复后

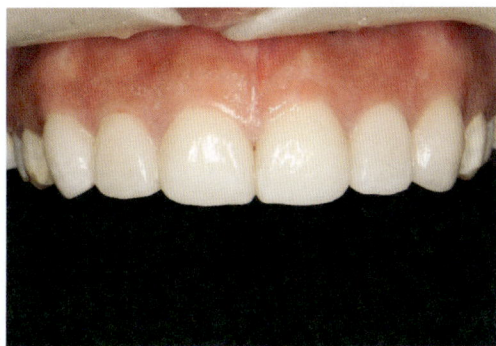

图 10 - 6　全瓷贴面修复后

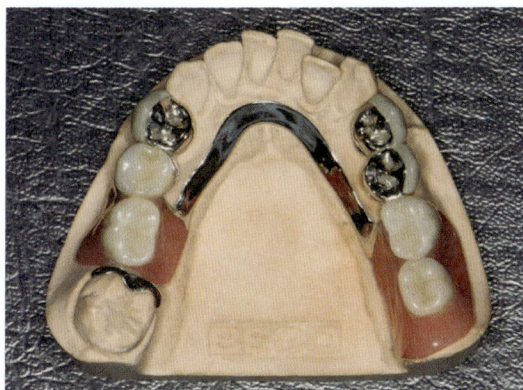

图 13 - 2　套筒冠义齿

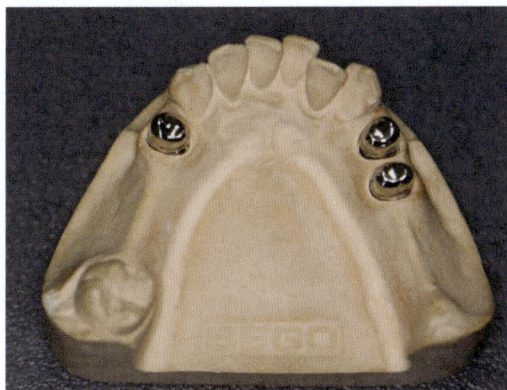

图 13 - 3　套筒冠义齿内冠

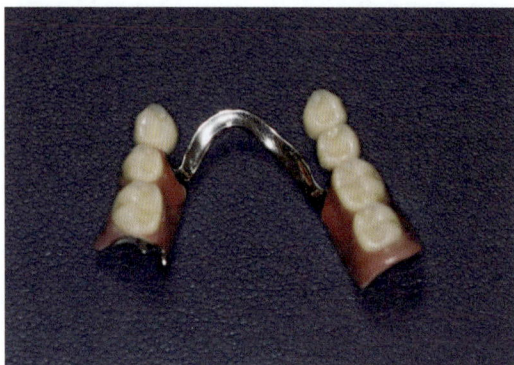

图 13 – 4　套筒冠义齿外冠殆面

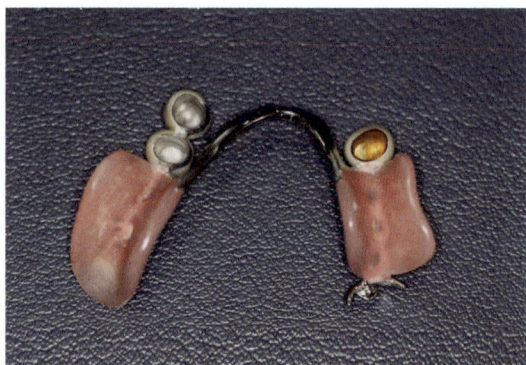

图 13 – 5　套筒冠义齿外冠组织面